生存時間解析がこれでわかる！

臨床統計
まるごと図解

臨床家と統計家が2人で書いた

著● 佐藤弘樹
防衛医科大学校公衆衛生学専攻

市川　度
防衛医科大学校病院腫瘍化学療法部

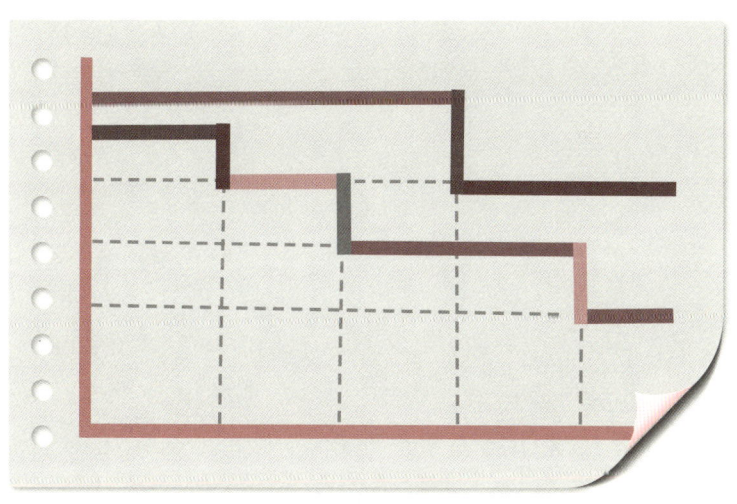

中山書店

発刊に寄せて

　医療の現場に携わる医師にとって個々の患者の診療経験の積み重ね(case study)が重要であることはいうまでもないが，他方では物事を計量的に観察し，思考する統計学の視点が重要性を増している．特にEBMの立場に立てば学会発表や専門誌に発表された論文を的確に評価するためには統計学の知識が必須である．ところが統計学に精通した医療人はまれである．私の所属する日本がん臨床試験推進機構(JACCRO)のスタッフもご多分に漏れずしかりであった．私も延命効果を評価する際にハザードを使用するより，生存率の検定の方がしっくりきていた．最近の論文では生存率よりハザードを使う方が多いのはなぜか，明快に説明することはできなかった．そこでJACCRO会員であり，最新の医学文献に精通されている防衛医科大学校病院腫瘍化学療法部の市川度先生にご相談し，同大学校病院医療情報部の佐藤弘樹先生をご紹介頂いた．そこで佐藤先生を講師にお招きして，2年前から月1回の勉強会を発足させた．佐藤先生にお願いしたことは

1) 難しい数式を使わずに統計学の概念をわかりやすく解説していただくこと
2) 統計の実技としてはJMPやSASなどの統計パッケージを用いて，実技指導をしていただくこと

の2点であった．

　この勉強会はJACCROスタッフの統計学に対する関心を大いに高め，感覚的に統計的な用語を理解することができた．この勉強会は1年以上継続し，最後の頃はpropensity score analysisなどの新しい知識も習得した．新しい統計手法についての文献や計算ソフトの検索方法についてもご指導を頂いた．

　このたび，佐藤弘樹先生，市川度先生により纏められた本書『臨床統計まるごと図解』にはJACCRO勉強会で使用された図譜が多数使用され，勉強会当時を懐かしく思い出させた．

　本書では統計学の基礎知識と臨床試験の適切なプロトコール作成に必要な方法論，生存時間解析の概念などが詳述されている．これから臨床試験に取り組

もうとする若い研究者や臨床研究コーディネーター(CRC), データマネージャー(DM)などの研究介助者などにとって, 好適な座右の参考書となるであろう.

　我々の勉強会での第2のテーマであった統計の実技的な側面は本書の続編で取り上げていただくことを期待したい.

平成25年4月

がん研有明病院顧問
日本がん臨床試験推進機構 副理事長
中島聰總

序
ーこの本を手にとってくれた皆さんへー

　本書は医学・生物統計，なかでも臨床試験に関する医学論文にでてくる「生存時間解析」を基本からしっかり理解したい，勉強してみたい，という読者を対象に執筆している．

　統計のなかでも，複雑でわかりにくいという声をよく聞く生存時間解析に特に多くの頁を割き，医学統計の本を通読する際に息切れしがちになる Kaplan-Meier 生存曲線，log-rank 検定，Cox 比例ハザードモデルの3つは重点的に解説を加えた．この3つさえ理解できれば，New England Journal of Medicine, Lancet などの一流誌でも，Editorial を執筆される先生と同じように批判的吟味の視点をもって読みこなせるはずである．

　また，本書の特徴として，がん薬物療法を専門とする臨床医である私の医学統計に対する誤解や疑問を，生存時間解析を専門とする生物統計家である佐藤弘樹先生が多数の個性的な図を駆使して解説していることもあげられよう．医学統計の本は数多く出版されているが，一度みたら忘れられない明快な図が満載の，臨床医と生物統計家のコラボレーションによる医学統計の本はなかなか見当たらない．

　私が医学統計解析の勉強をはじめた約25年前は，"パーソナル・コンピューター（PC）"の黎明期であった．誰が NEC を買った，誰が Mac を買った，とか，まさに"パーソナル"な時代に突入したのである．大枚をはたいて購入した PC が単なるゲームマシーンと化したことも多かったが，やろうと思えば今までは難しかった医学統計処理が，どこでも誰にでもできるようになったわけである．当時は『○○でもできる医学統計』のたぐいの本が花盛りで，統計ソフトのマニュアル本ともいえるものが多かった．そんなとき，東京大学医学部保健学科疫学教室（当時）の大橋靖雄教授の医学統計に関する講演をある学会で拝聴した．"目から鱗"ともいえる先生ならではのお話のなかで最も記憶に残る言葉は，「医学統計の本，今，いっぱい出てきました．でも，お医者さんの執筆された本は，ちょっと色々問題があったりしますね」というものであった．

『○○でもできる医学統計』のたぐいの本をすでに読みあさり，"なんちゃって医学統計家"気取りの私には，衝撃的なお言葉であった．それから大橋教授の執筆された教科書を購入し徹底的に勉強したのはいうまでもない．

　その後，2008年7月に防衛医科大学校病院腫瘍化学療法部が新設され，御縁あって赴任することとなる．最初の仕事は，院内統一のがん薬物療法のレジメン集を作成することであり，そのために医療情報部に入り浸りになっていた．そこで，本書の執筆者である佐藤弘樹先生に巡り会うことになるのである．佐藤先生は，私が読みあさってきた大橋先生の教科書をまさに"座右の書"として使いこなしていた．

　佐藤先生は，2007年に東京大学大学院医学系研究科生物統計学教室を修了し，防衛医科大学校病院に着任されていた．大橋教授，松山裕准教授の薫陶を受けた佐藤先生に出会ってからは，医学論文の統計に関する疑問点はすべて佐藤先生に解説していただくようになったのである．

　2010年ごろだっただろうか，ある学会のランチョンセミナーで「ハザード比が0.8ですから，死亡のリスクは20%減少したことになります」と著名な講師の先生が話されたところ，横に座っている若い二人の先生が「1.0−0.8で20%というけど，みんな本当にわかってるのかな？　僕には，まったく理解不能だ」と話していた．この若い先生の会話こそが，今回，本書を執筆する我々の原動力となった．

　最後に，本書のもとになった図表を作成するきっかけになる，生物統計に関する系統講義の機会をいただいた特定非営利活動法人 日本がん臨床試験推進機構(JACCRO)副理事長 中島聰總先生，我々の遅筆を辛抱強く待っていただいた中山書店 鈴木幹彦氏，ランチョンセミナーで横に座っていた名前を存じあげない先生お二人には，この場を借りて心より御礼を申し述べたい．

　　平成25年4月

防衛医科大学校病院　腫瘍化学療法部部長
市川　度

目次

第1章 基礎編 臨床研究とはなにか？

はじめに　人を対象とした医学研究（臨床研究）とは？ ………………… 3

1. 臨床試験のデザイン

case study　ある抗がん剤の臨床試験の論文から ………………… 7
Chapter 1　臨床試験の目的 ………………… 10
Chapter 2　試験の対象
　　　　　　母集団と標本集団の考え方 ………………… 12
　　　　　　選択基準と除外基準 ………………… 16
Chapter 3　エンドポイント
　　　　　　エンドポイントとは？ ………………… 20
　　　　　　プライマリ・エンドポイントとセカンダリ・エンドポイント …… 22
　　　　　　真のエンドポイントと代替エンドポイント ………………… 24
　　　　　　ハードなエンドポイントとソフトなエンドポイント ………… 26
　　　　　　本当の治療効果とは？ ………………… 28
Chapter 4　バイアス
　　　　　　偶然誤差と系統誤差（バイアス） ………………… 32
　　　　　　選択バイアス ………………… 34
　　　　　　情報バイアス ………………… 38
Chapter 5　交絡
　　　　　　交絡因子 ………………… 42

Chapter 6 ランダム化
ランダム化 ·· 44
層別ランダム化 ·· 50
ブロックランダム化 ··· 54
動的割り付け(最小化法) ··· 58

Chapter 7 盲検化とプラセボ
盲検化 ·· 62
プラセボとは？ ·· 64

2. 臨床試験の結果をどう解釈するか？

case study　A+B 療法 v.s. A 療法の臨床試験の結果 ······················ 68

Chapter 8 (仮説)検定とは？
仮説が正しいことを証明することは難しい!? ···························· 70
帰無仮説と対立仮説 ·· 72
帰無仮説と対立仮説[A+B療法とA療法の比較]の場合 ········· 76
p 値 ··· 78
信頼区間について ·· 80
検定の誤り ·· 82
症例数(サンプルサイズ)設計 ··· 84
検定まとめ ·· 86

Chapter 9 治療効果に影響を与える因子を考慮するには？
治療効果に影響を与える因子を考慮する方法 ·························· 88
層別解析 ·· 90
　column　サブグループ解析 ·· 92
回帰分析 ·· 94

第2章 応用編　生存時間解析とはなにか？

はじめに　生存時間データの解析 ……………………………………………… 101

1. 生存時間データ

case study　生存期間を評価するランダム化比較試験の例 ……………… 103
Chapter 1　生存期間はいつからいつまで？
　　　　　生存期間は「いつから」？ …………………………………… 106
　　　　　　　column　stage migration ……………………………… 108
　　　　　イベント ………………………………………………………… 112
　　　　　打ち切り ………………………………………………………… 114
　　　　　打ち切りをどう扱うか ………………………………………… 116
　　　　　2種類の打ち切り ……………………………………………… 120

2. 生存時間データをどう解析するか？

case study　A+B療法 v.s. A療法のランダム化第Ⅲ相試験の結果 ……… 122
Chapter 2　生存期間の図示（Kaplan-Meier法）
　　　　　生存時間データの示し方 ……………………………………… 124
　　　　　　　column　臨床試験の3つの相（フェーズ）[抗がん剤の場合] …… 136
Chapter 3　log-rank 検定
　　　　　log-rank 検定 ………………………………………………… 138
Chapter 4　Cox 回帰
　　　　　Cox 回帰モデル－はじめに－ ………………………………… 148
　　　　　ハザードとは？ ………………………………………………… 149
　　　　　Cox 回帰 ………………………………………………………… 152
　　　　　比例ハザード性の仮定 ………………………………………… 160
　　　　　ハザード比と累積生存割合の関係 …………………………… 162
Chapter 5　生存時間解析 まとめ ………………………………………… 168
　　　　　　　column　色々な「生存時間」 ……………………………… 169

あとがき …………………………………………………………………………… 173
本書のまとめ ……………………………………………………………………… 174

製薬企業さんが作成した臨床試験のパンフレットを読んで，わかった気になってませんか？ 大変だけど，オリジナルの論文を読みましょう．そして，「統計学的有意差」は「臨床的有意差」につながるのか，自分なりの吟味をしましょう

臨床試験で用いられる統計的な考え方や解析方法に関して，「何のために行うのか？」，「何がわかるのか？」，「どう解釈するのか？」といった疑問に応えられるような説明を心がけました．この本で，臨床統計をもっと身近に感じてもらえるようになれば嬉しいです

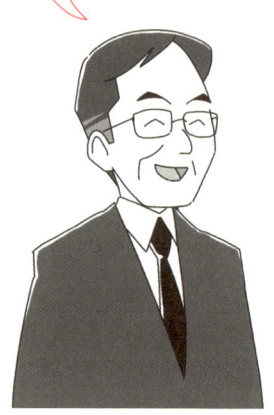

市川 度（いちかわ わたる）

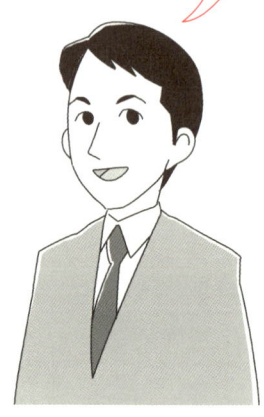

佐藤弘樹（さとうひろき）

PROFILE

昭和61年　東京医科歯科大学医学部卒業

防衛医科大学校 准教授，防衛医科大学校病院腫瘍化学療法部 部長

専門：固形がん薬物療法，薬理遺伝学，消化器がんの新規治療開発

趣味：オーディオ（PCオーディオはアナログを凌駕できるか）

PROFILE

平成17年　東京大学医学部健康科学・看護学科卒業

平成19年　東京大学大学院医学系研究科健康科学・看護学専攻修士課程修了

平成19年より防衛医科大学校病院医療情報部助教，平成23年より防衛医科大学校医学研究科公衆衛生学専攻

専門：生物統計学／疫学・予防保健学，バイオマーカーの有用性評価

趣味：美術館巡り

第1章 臨床研究とはなにか？

基礎編

1. 臨床試験のデザイン
2. 臨床試験の結果をどう解釈するか？

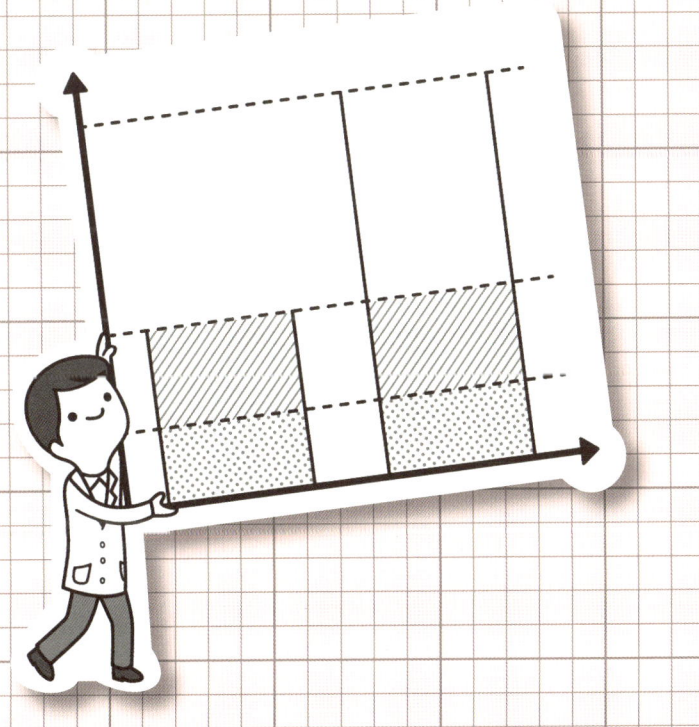

はじめに

人を対象とした医学研究（臨床研究）とは？

　人を対象として，疾病の予防，診断，治療などの改善や疾病の原因，病態などの解明を目的として行われる研究を**臨床研究**という．臨床研究は，**観察研究**（図1）と**介入研究**（図2）という2つのタイプに分けられる．

　観察研究は，研究の対象となる人の健康状態や疾患の発生や経過，それらに影響していると考えられる生活習慣や診療内容などをあるがままに観察することによって，疾患の発生や予後に関連している要因を探索したり，治療の効果や予防法の有効性などを評価するような研究である．たとえば，定期的な運動によって大腸がんの発生を予防できるかを明らかにするために，ある都市に住む40歳以上の住民10,000人を10年間追跡し，住民の運動習慣と大腸がんの発生頻度の関連性を調べるような研究が例として挙げられる（**コホート研究**の一例）．このように，現時点から追跡を始めて，これから発生する疾患との関連を検討するような研究を**前向き研究**（prospective study）という．

　一方，現時点で疾患に罹患している人たちの情報を過去にさかのぼって収集し，疾病の発生に関連している要因などを探索するような研究を**後ろ向き研究**（retrospective study）という．たとえば，肺がんの発生と喫煙の関係を検討するために，肺がん患者と肺がんでない人たち，それぞれの診療記録などから過去10年間の1日平均喫煙本数や生活習慣などを調べ，両者で喫煙量や生活習慣などに違いがあるかを検討するような研究がその一例である（**ケースコントロール研究**の一例）．

　観察研究では，前向きであれ，後ろ向きであれ，日常的に行われている診療内容や生活習慣，社会環境など，評価したい要因以外のさまざまな要因も疾病の予後に影響を与えてしまう．そのため，評価したい要因と疾病の関係を適切に評価することが難しいという側面がある．

図1　人を対象とした医学研究（臨床研究）とは？(1)

観察研究
（例：コホート研究やケースコントロール研究）

前向き（prospective） ／ 後ろ向き（retrospective）

例）運動習慣は大腸がんの予防に寄与するか？（コホート研究）

例）肺がんの発生は過去10年間の1日平均喫煙本数と関連しているか？（ケースコントロール研究）

過去 → 現在 → 未来

観察 → 解析

観察（情報を収集）→ 解析

疾患なし　疾患あり

Point!
コホートというのはもともと古代ローマの軍隊の集団単位から生まれた言葉だよ．

図2

人を対象とした医学研究（臨床研究）とは？(2)

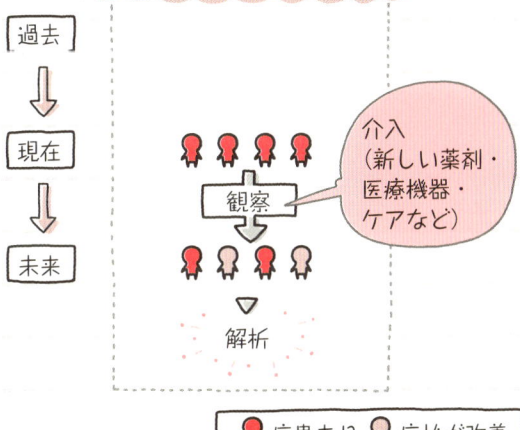

Point!
臨床研究には，そのデザインによってエビデンスレベル（その研究の信頼度）があるよ．なかでも，もっとも信頼性が高いとされるのがランダム化比較試験（RCT）だ．

そこで，「あるがまま」を観察するのではなく，新しい治療などの介入を研究対象の人たちに対して実際に行い，その結果，疾患が治癒したり症状が改善するかどうかを評価するのが介入研究である．介入研究では，研究対象者に対して行う治療内容や，結果に影響を与える要因などの条件を統制できるため，一般的には得られた結果の信頼性は観察研究よりも高いとされる．

　臨床現場で患者を対象として行われる介入研究のことを**臨床試験**という．新しい薬剤や医療機器の使用，手術などの新しい治療など（介入）を患者に対して実施し，その予後をこれまでの標準的な治療での予後と比較することによって，新しい治療の有効性や安全性などを評価するようなデザインが一般的である．臨床試験から得られた結果は信頼性が高く，根拠に基づく医療（evidence-based medicine；EBM）においても重要な位置を占めている．次項からは抗がん剤の臨床試験の仮想例を基にして，臨床試験のデザインや解析について解説していく．

覚えておこう

臨床研究とは？

- 疾病の改善や予防，原因の解明を目的として行われる，人を対象とした研究
- 観察研究と介入研究の2つに分けられる
- 観察研究：対象者をあるがままに観察して（介入しない），疾患のリスク因子や予防因子などを調査・解析する（例：コホート研究，ケースコントロール研究など）
- 介入研究：「あるがまま」を観察するのではなく，対象者に新しい治療などの介入を実際に行って，その結果を調査・解析する（例：ランダム化比較試験など）
- 臨床現場で患者を対象として行われる介入研究のことを臨床試験という

case study

1. 臨床試験のデザイン

ある抗がん剤の臨床試験の論文から

　ここからは，ある抗がん剤の臨床試験を例にとって，臨床試験のデザインや解析について順に解説する．次項はその試験を行う背景や目的，方法などをまとめたものである．臨床試験の専門用語が多く出てくるが，「臨床試験の目的」(p.10)から順に解説をしていくので，次の例は必要に応じて適宜，参照してもらいたい(読み飛ばしてかまわない)．

〈緒言〉
　stage Ⅲ および stage Ⅳ の Y がん患者に対しては，抗がん剤 A $20mg/m^2$ を2週ごとに6コース，点滴静注する A 療法が標準治療であるが，新たに開発された抗がん剤 B $10mg/m^2$ を抗がん剤 A に併用する A+B 療法は安全に施行可能であり，A 療法より腫瘍縮小効果が高い可能性が示唆されている．

〈目的〉
　この試験の主な目的は，**わが国における stage Ⅲ および stage Ⅳ の Y がん患者に対して，A 療法よりも A+B 療法が奏効率において優れているかどうかを評価することである．**

〈試験デザイン〉
　本試験はランダム化第Ⅱ相二重盲検試験であり，日本の10施設の患者を対象とした多施設共同試験である．主要評価項目(primary endpoint)は A+B 療法の対象病変の奏効率を評価することである．副次評価項目(secondary endpoint)は安全性である．

〈症例数設計〉

　過去に行われた試験結果から，本試験におけるA+B療法群の奏効率を40%，A療法群の奏効率を15%と推測した．試験の有意水準を5%，検出力を80%とする．各群49例，合計で98例の計算となった．脱落例を考慮して各群55例，合計110例を目標症例数として設定する．

〈患者の選択基準と除外基準〉

選択基準：

　次の基準をすべて満たす患者を対象とする．①組織診によりYがんと確定診断された患者，②測定可能病変を有する患者，③手術や放射線療法により根治不能なstage Ⅲおよびstage Ⅳの患者，④12週以上の生存が期待できる患者，⑤一般状態(Performance Status；PS)が0～2の患者，⑥登録時の年齢が20歳以上，⑦主要臓器機能が十分に保たれている患者，⑧本試験参加にあたり，十分な説明を受けた後，十分な理解のうえで患者本人の自由意思による文書同意が得られた患者．

除外基準：

　次項のうち，1つでも該当する場合は対象から除外する．①本試験薬(A，B)に対する過敏症の既往を有する患者，②明らかな感染症を有する患者，③本試験の実施，評価に影響を及ぼす可能性のある重篤な合併症(心疾患，コントロール不能な糖尿病など)を有する患者，④そのほか医師が不適当と判断した患者，である．

〈治療〉

　研究に参加する患者は施設，PS，stageを割り付け調整因子として層別ランダム割り付け法でA+B療法群とA療法群にランダム割り付けする．A療法群では，抗がん剤A($20mg/m^2$)を2週ごとに点滴静注する(＝標準治療)．A+B療法群では，抗がん剤B($10mg/m^2$)を抗がん剤Aと併用して同様に2週ごとに点滴静注する(＝新治療)．

図1

case study

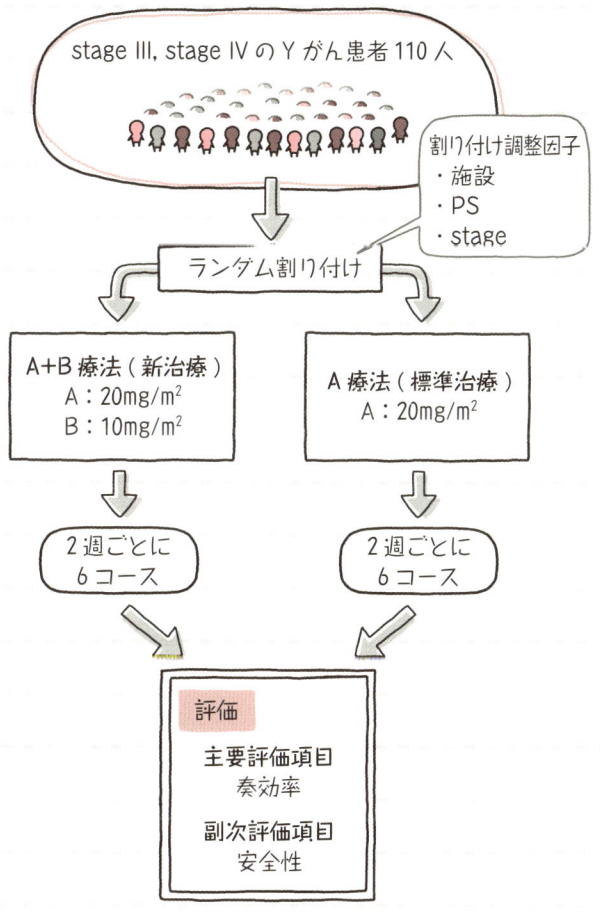

Chapter 1 臨床試験の目的

臨床試験の目的

　新しい薬剤や医療機器，手術などの開発は，将来の患者に対して，現在よりも良い治療を行うことを最終的な目標としている．その目標を達成するために，臨床試験ではいくつかの相（フェーズ）を設定して，新しい治療法が既存の治療よりも優れているかどうかを段階的に評価していく．

　では，「新しい治療がこれまでの治療よりも優れている」とはどういうことなのか？　それは，疾患や治療の特性，ほかの治療法の存在の有無によってさまざまであろう．まったく治療法が存在しないような疾患においては，新しい治療が少しでも疾患の予後を改善するのであれば「優れている」といえるだろうし，すでに有効な治療が存在する場合には，その治療よりも症状の改善率が高いとか，再発率が低いということであれば「優れている」と考えてよいだろう．治療自体の有効性は変わらなくても，より短期で治癒するとか，副作用が少ないとか，点滴ではなく飲み薬で同等の効果が得られるのであれば，これもまた「優れている」といえる．新しい治療によって，これまで以上の何らかのベネフィットを患者が享受できるのであれば，それは「優れている」と考えられる．

　臨床試験では，何をもって「優れている」ことを示したいかを明確にし，具体的な仮説を立てるところから始まる．どのような人たちに対して（対象），どのような治療（薬剤，医療機器，手術など）がどういった治療よりも（治療），どのような評価項目において（評価項目），どのくらいの効果（有効性や安全性）が得られるか（効果），ということを確かめることが一般的な臨床試験の目的である．この目的に対応した仮説に基づいて臨床試験の計画を立て，実施し，得られた結果を解析する．そして，新しい治療がこれまでの既存の標準治療よりも優れているのか，そうではないのかを確かめるのである．一つの試験でさまざまなことを明らかにしたいのはやまやまではあるが，臨床試験は，それらのなかでも最も重要な一つの目的に基づいて計画されるべきである．

図1

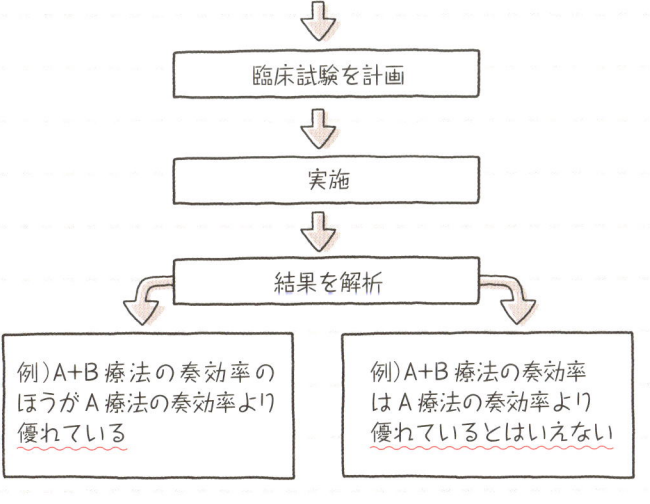

 今回の例では,「わが国における stage Ⅲ および stage Ⅳ の Y がん患者に対して,既存の標準治療である A 療法よりも新しい治療の A+B 療法が奏効率において優れているかどうかを評価する」ことが目的である.この目的を基に試験を計画,実施し,その結果を解析して,A+B 療法が A 療法よりも奏効率が優れているのか,そうでないのかを評価することとなる.

Chapter 2 試験の対象

母集団と標本集団の考え方

　臨床試験では，ある疾患に対する新しい治療が既存の治療よりも有効であるかどうかを評価する．試験で示された結果は，現在，その疾患に罹患している患者，そして将来の患者たちに対して適用することが最終的な目標である．そのためには，試験に参加する患者，すなわち試験参加者(**標本集団**)が，試験の結果を適用しようと考えている患者(**母集団**)を均質に反映していなくてはならない．性別，年齢構成，生活習慣，既往歴，併存疾患など，治療の有効性や安全性に影響を与える要因はさまざまであるが，これらの特性が試験参加者(標本集団)と，その結果を適用したいターゲットの集団(母集団)との間でズレがあってはならないのである．今回の例では，ターゲットとして想定している集団は次のように「目的」で明記されている．

　「わが国における stage Ⅲ および stage Ⅳ の Y がん患者に対して，A 療法よりも A+B 療法が奏効率において優れているかどうかを評価する」

　「わが国における stage Ⅲ および stage Ⅳ の Y がん患者」が，この試験で A+B 療法が A 療法より有効であるという結果が示された場合，その知見を適用できると考えられる人たち(母集団)である．この試験の参加者(標本集団)は「わが国における stage Ⅲ および stage Ⅳ の Y がん患者」を偏りなく反映しなくてはならない．たとえば，試験参加者が女性の stage Ⅲ および stage Ⅳ の Y がん患者だけであると，せっかく臨床試験を実施して A+B 療法の有効性を示しても，その結果は女性の stage Ⅲ および stage Ⅳ の Y がん患者に対していえるだけで，男性の stage Ⅲ および stage Ⅳ の Y がん患者において A+B 療法が同様に有効かはわからない．男性ではむしろ A 療法の奏効率のほうが高いかもしれないのである．

試験参加者(標本集団)とターゲットの集団(母集団)との間にズレがあると，臨床試験の結果をターゲットとして想定している人たちに適用できなくなるため，試験参加者を選定する基準を明確に定めることが必要である．ただし，臨床試験では倫理的な理由や，有効性・安全性などを正確に評価するために，併存疾患がある患者などを試験参加者の対象から除くことが一般的である．そのため厳密には，試験参加者が実際に試験結果の適用を想定している集団全体を均質に反映しているとはいえない．

注意しよう

- 臨床試験を実施して得られた結果は，現在および未来の患者たちに対して適用される
- 臨床試験に参加する患者(標本集団)は，試験の結果を適用しようと考えている患者(母集団)を均質に反映していなくてはならない
- 試験参加者を選定する基準を明確に定めておくことが必要！

図1

試験の対象(1)

🔴 **試験参加者がターゲットの集団全体を代表**

ターゲットとして想定している集団（母集団）

性別，年齢構成，生活習慣，既往歴，併存疾患…

ターゲットの集団を均質に反映
↓
臨床試験
試験参加者（標本集団）

試験の結果をターゲットの集団に適用できる ❗

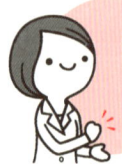

納得！
標本集団が母集団全体を代表していることが重要なんだね！

図2

試験の対象(2)

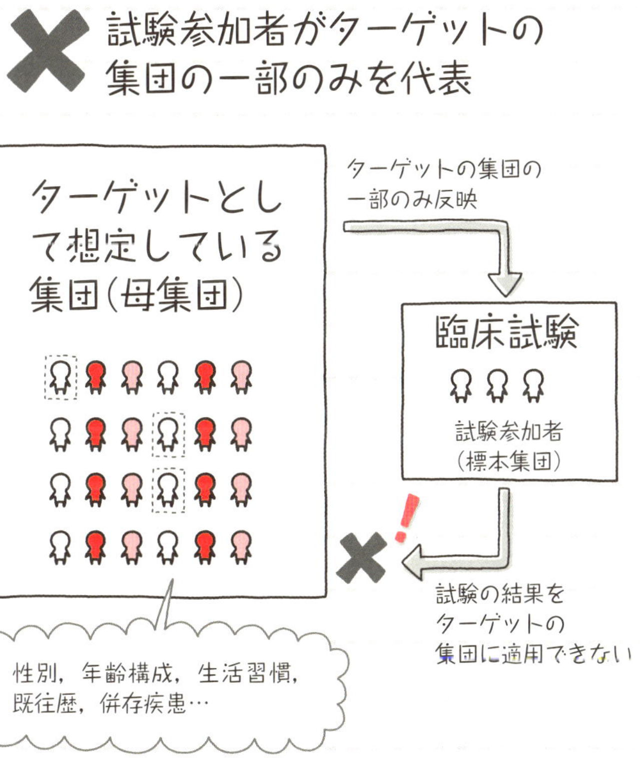

✗ 試験参加者がターゲットの集団の一部のみを代表

ターゲットとして想定している集団（母集団）

性別，年齢構成，生活習慣，既往歴，併存疾患…

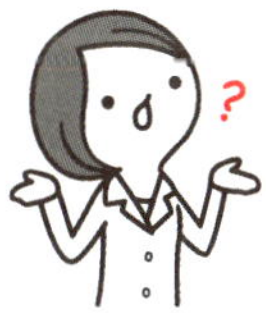

ターゲットの集団の一部のみ反映

臨床試験
試験参加者（標本集団）

✗ 試験の結果をターゲットの集団に適用できない

どうすればいいの？

標本集団が母集団全体を代表するためには，どうすればいいの？

1. 臨床試験のデザイン

Chapter 2 試験の対象

選択基準と除外基準

　前項でも説明したとおり，臨床試験で得られた結果を試験参加者以外の患者や将来の患者に対して適用するためには，試験参加者が，結論を適用することを想定している集団を反映していなくてはならない．そのための基準が**選択基準（inclusion criteria）**と**除外基準（exclusion criteria）**である．

　選択基準は，試験参加者として組み入れるための基準であり，試験結果を適用したい集団を規定したものである．①どのような疾患なのか（診断方法，病型，病期など），②どのような患者なのか（性別，年齢，全身状態など），③すでに受けている治療はあるのか（前治療や併用治療），そして，④インフォームド・コンセントを行い，十分に理解をし，試験への参加を希望しているか（倫理），に大別される．

　除外基準は，選択基準で規定される患者集団には属するものの，試験に組み入れることが治療の有効性などの評価に影響を及ぼす可能性がある条件や，安全性や倫理的に問題がある患者を除外する条件を規定している．併存疾患の有無や，当該薬剤に対する過敏症や既往歴などである．例では，選択基準と除外基準について次のように記述されている．

選択基準：

　次の基準をすべて満たす患者を対象とする．①組織診によりYがんと確定診断された患者，②測定可能病変を有する患者，③手術や放射線療法により根治不能なstage Ⅲおよびstage Ⅳの患者，④12週以上の生存が期待できる患者，⑤一般状態（Performance Status；PS）が0〜2の患者，⑥登録時の年齢が20歳以上，⑦主要臓器機能が十分に保たれている患者，⑧本試験参加にあたり，十分な説明を受けた後，十分な理解のうえで患者本人の自由意志による文書同意が得られた患者．

図1

選択基準と除外基準

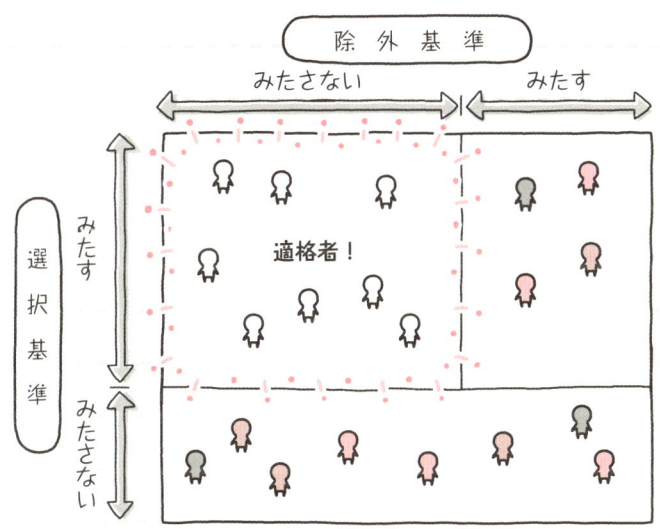

- **選択基準をみたす**
  結果を適用したい集団を反映
- **除外基準をみたさない**
  効果の評価や安全性，倫理面で適切でない患者を除外

注意しよう

選択基準と除外基準を厳しくしすぎると対象者は均一になるけど，一般的な患者に適応しにくく，逆に広げすぎると治療効果を適切に評価できない患者も入ってきてしまうかもしれない．難しいね．

除外基準：

　次項のうち，1つでも該当する場合は対象から除外する．①本試験薬（A，B）に対する過敏症の既往を有する患者，②明らかな感染症を有する患者，③本試験の実施，評価に影響を及ぼす可能性のある重篤な合併症（心疾患，コントロール不能な糖尿病など）を有する患者，④そのほか医師が不適当と判断した患者．

　対象となる診断名やその根拠となる診断方法，病期，患者の年齢や全身状態，同意が得られているかどうかという倫理的な事項について，すべてを満たすことを選択基準として示している．除外基準では，試験に組み入れることが医学的，倫理的に適切でないケースをアレルギーや合併症，併存疾患の有無によって定めている．

　選択基準と除外基準で狭い範囲の患者に絞り込みすぎると，均質な対象者が得られる一方で，その結果を一般的な患者に適用することが難しくなる．たとえば，固形がんのがん薬物療法においてPSが良好，転移巣の個数が少なく小さい，転移巣が一臓器に留まる，という症例を選択して組み入れると，奏効率は高くなるかもしれない．しかし，この結果をそのまま実地臨床に適応することには慎重であるべきだろう．

　選択基準，除外基準を広げすぎると，前治療や併存疾患のために治療の効果が適切に評価できない患者も含まれる恐れもある．すでに抗がん剤Bと同系統の薬剤による治療に抵抗性を示している患者を試験対象者として含めると，A+B療法の効果を正しく評価できないかもしれない．選択基準と除外基準は，適切に治療の効果を評価するためにも重要である．

　選択基準と除外基準によって，試験の結果を適用する母集団を想定し，治療の効果を適切に評価できる標本集団が規定される．この基準に合致する，試験参加の適格者によって臨床試験は実施される．

覚えておこう

選択基準
- 試験結果を適用したいターゲットの集団(母集団)を規定
  ① どのような疾患なのか？
    (疾患の診断方法，病型，病期など)
  ② どのような患者なのか？
    (患者の性別，年齢，全身状態など)
  ③ すでに受けている治療はあるのか？
    (前治療や併存治療)
  ④ インフォームド・コンセントを行い，十分に理解し，試験への参加を希望しているか？
    (倫理)

除外基準
- 選択基準を満たしているが，試験に組み入れると効果の評価や安全性，倫理面で適切でない患者を除外

選択基準を満たし，除外基準に該当しない▶試験参加適格者

Chapter 3 エンドポイント

エンドポイントとは？

　新しい治療法が「優れている」というのは，対象の疾患や治療の特性にもよるが，一般的には新しい治療が従来の治療に比べてよく効くこと（有効性），副作用が少ないこと（安全性），安価であること（経済性）の3つのタイプに分けられる．これらに加えて，1日3回の服薬から，1日1回の服薬でも同等の効果が得られるというような利便性も「優れている」といえる．これらの「**患者の利益（ベネフィット）**」を臨床試験で評価するためには，まず，どんな観察項目や検査項目でそれを測るのかを決めなくてはならない．

　このような，試験の結果を評価するために用いる観察項目・検査項目のことを**エンドポイント（評価項目）**という．エンドポイントは，試験の目的に直結する項目を設定する．がん薬物療法の有効性に関しては，生存期間，奏効率，QOL改善，症状緩和度などが目的に応じて用いられる．高脂血症患者に対する抗コレステロール薬の試験では，冠動脈疾患の発症やLDLコレステロール値の低下などがエンドポイントとなるだろう．

　今回の例では「A+B療法がA療法よりも優れているのか」を評価するために奏効率をエンドポイントとして採用している．試験を実施して得られたA+B療法の奏効率およびA療法の奏効率は，この試験の目的である「A+B療法がA療法よりも優れているのか」に対して答えを与えることになる．奏効率でA+B療法がA療法よりも優れていれば「A+B療法がA療法よりも優れている」といえるのである．

　エンドポイントは，試験の目的をよく反映できていることはもとより，正確かつ簡便に計測できる項目が望ましい．また，誰が測っても，どの施設で測っても結果が変わらないような項目であることも結果の信頼性の点からも重要であろう．そのために，統一基準が用いられることも多い．たとえば，固形がん

図1　エンドポイントとは

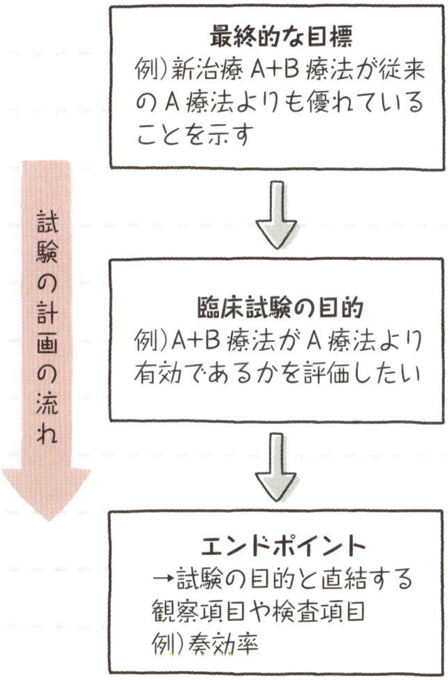

最終的な目標
例）新治療 A+B 療法が従来のA療法よりも優れていることを示す

⬇

臨床試験の目的
例）A+B 療法が A 療法より有効であるかを評価したい

⬇

エンドポイント
→試験の目的と直結する観察項目や検査項目
例）奏効率

試験の計画の流れ

の腫瘍縮小効果判定は response evaluation criteria in solid tumors（RECIST）guideline（p.137，171）に従って行われるのが一般的である．何をエンドポイントとして設定するかは，試験の方法や規模，実施期間など，試験の計画全般にかかわるため，慎重な検討が必要である．

Chapter 3 エンドポイント
プライマリ・エンドポイントとセカンダリ・エンドポイント

　臨床試験では新しい治療がどのくらい効くのか（有効性），安全なのか（安全性），安価であるのか（経済性）など，評価したいことはいくつもあるが，試験の目的が「新しい治療は既存の治療よりも何らかの点において優れているかどうか」を評価することである以上，その結論は「何らかの点」において「新しい治療は優れている」か「優れているとはいえない」のいずれかとなる．

　「優れている」か「優れているとはいえない」のどちらかを判断するためのエンドポイントが**プライマリ・エンドポイント（主要評価項目）**である．プライマリ・エンドポイントは試験の目的と直結する，最も重要で臨床的に関心のあるエンドポイントが設定される．プライマリ・エンドポイントは，その結果によって試験の結論（新しい治療は「優れている」もしくは「優れているとはいえない」）を決定づけるため，1つの試験につき1つ設定されるのが一般的である．プライマリ・エンドポイントは，試験の目的と直結し，臨床的に重要であることはもとより，正確に測定できるのか，誰が測っても同じ値が得られるのか，必要な資金，試験期間，試験参加者数などの点から実施可能なのか，などの点も考慮される．同じ疾患や治療の分野の先行論文や試験で，すでに一般的に認められている基準や項目があるのであれば，それを採用することが望ましいであろう．

　プライマリ・エンドポイントは，その試験の目的に直結する最も主要なエンドポイントであるが，試験で測定される，それ以外のエンドポイントを**セカンダリ・エンドポイント（副次的評価項目）**という．セカンダリ・エンドポイントは，プライマリ・エンドポイントを補足したり，副次的な目的に対応する項目であり，1つでなくてもよい．セカンダリ・エンドポイントはあくまでも探索的な位置づけであり，試験としてはプライマリ・エンドポイントでの結果が最も重要となる．今回の例では，プライマリ・エンドポイントを奏効率，セカン

図1　プライマリ・エンドポイントとセカンダリ・エンドポイント

試験の目的に直結した
エンドポイントか？

プライマリ・エンドポイント
（primary endpoint）
　最も重要で関心のある項目
　試験の目的と直接に関連

セカンダリ・エンドポイント
（secondary endpoint）
　試験の目的と直結しないが，
　合わせて検討したい項目

試験の目的によって，何をプライマリ・エンドポイントとするかは異なる

ダリ・エンドポイントを治療期間中の安全性としている．

例）プライマリ・エンドポイント（主要評価項目）はA+B療法の対象病変の奏効率を評価することである．セカンダリ・エンドポイント（副次的評価項目）は安全性である．

Chapter 3 エンドポイント
真のエンドポイントと代替エンドポイント

　エンドポイントは，よく効く（有効性），副作用が少ない（安全性），安価（経済性）など「患者の利益」を直接的に反映しているか，そうでないかで2種類に分けられる．

　患者の利益を直接的に反映するエンドポイントを**真のエンドポイント（true endpoint）**という．より長く生きること（生存期間の延長），症状の改善などである．このようなエンドポイントは患者の利益（ベネフィット）と直接関連しており，エンドポイントの改善は，すなわち患者の利益である．真のエンドポイントは，客観的に評価でき，信頼性も高く，簡便に測定できるものが望ましいが，実際には資金や試験を行う体制，試験期間の制約，技術的な問題などから，どの試験でも設定できるわけではない．

　真のエンドポイントの直接的な測定が難しい状況では，その替わりとなる項目を用いることがある．これを**代替エンドポイント（surrogate endpoint）**という．代替エンドポイントは，真のエンドポイントを反映しつつも，測定がより簡便，早くわかる，検査費用が安く済む，少ない人数の患者でわかる，試験期間の短縮などの利点がある．がん薬物療法の分野では，真のエンドポイントとして全生存期間，その代替エンドポイントとして無増悪生存期間・無再発生存期間や奏効率などが用いられる．今回の例では，腫瘍の縮小（奏効）自体が必ずしも患者に直接に利益をもたらすわけではないが，生存期間の延長を反映しているという考えで奏効率をプライマリ・エンドポイントとして設定している．

　大腸がんや乳がんにおいては，化学療法施行後の生存期間が長期にわたるため，生存期間とよく関連し，全生存期間よりも早く結果の判明する無増悪生存期間が代替エンドポイントとして用いられることもある．高脂血症では，冠動脈疾患による死亡という真のエンドポイントに対して，LDLコレステロール値が代替エンドポイントとして用いられることがある．LDLコレステロール

図1 真のエンドポイントと代替エンドポイント

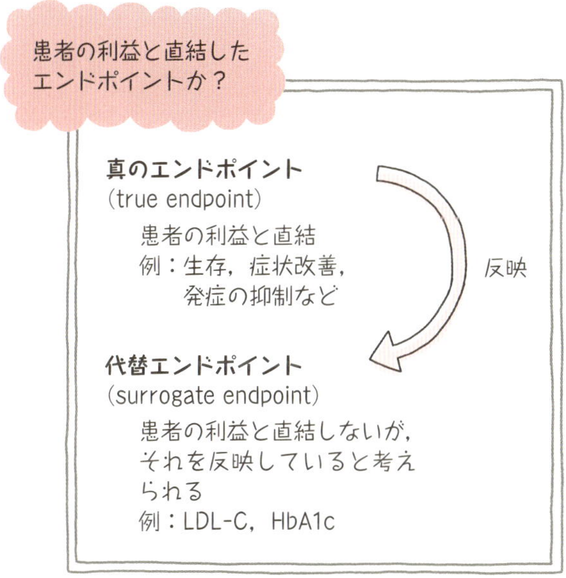

患者の利益と直結した
エンドポイントか？

真のエンドポイント
(true endpoint)
患者の利益と直結
例：生存，症状改善，
発症の抑制など

反映

代替エンドポイント
(surrogate endpoint)
患者の利益と直結しないが，
それを反映していると考え
られる
例：LDL-C，HbA1c

値の低下自体は患者に直接的な利益をもたらすわけではないが，その結果，冠動脈疾患の発症が抑制できると考え，代替エンドポイントとして設定するのである．

　真のエンドポイントを正しく反映しない不適切な代替エンドポイントを採用すると，誤った結論を導いてしまい，時に試験に参加する患者や一般の患者に危険をおよぼす恐れもあるため，その選定は慎重に行うべきである．

Chapter 3 エンドポイント
ハードなエンドポイントとソフトなエンドポイント

　エンドポイントは，誰が測定しても評価が変わらないものと，変わるものとの2種類に分けられる．誰が測定しても変わらないものを**ハードなエンドポイント**という．例としては，死亡である．死亡しているかどうかは評価する医師によって変わるということはない．一方，痛みの程度などの自覚症状，QOLの改善など，評価が医師や患者自身の主観に大きく依存するようなエンドポイントのことを**ソフトなエンドポイント**という．

　ハードなエンドポイントは，その測定値に比較的信頼がおける一方で，自覚症状の悪化や疼痛の程度のようなソフトなエンドポイントは，患者や医師の主観や判断に依存するところが大きく，その扱いは難しい．痛みの程度は，質問の仕方や調査票，診断する医師や患者自身の測定時の精神状態によっても変動するだろう．

　しかし，どのような試験でもハードなエンドポイントを用いることができるとは限らない．新しい治療によるQOLの改善を評価することを目的とした臨床試験では，プライマリ・エンドポイントはQOLを設定することになるだろう．今回の例でプライマリ・エンドポイントとして設定されている奏効率も，腫瘍が縮小したかどうかの判定は施設や診断する医師によって異なるため，統一的な基準である response evaluation criteria in solid tumors（RECIST）guideline に基づいて腫瘍縮小の効果判定が行われることが一般的である．

図1

ハード／ソフトエンドポイント

評価する人や施設などによって変動するか？

ハードエンドポイント
(hard endpoint)
　誰が測定しても一致する
　例：死亡(all-cause death)

ソフトエンドポイント
(soft endpoint)
　測定する人や施設によって
　変動する
　例：QOL

QOLや症状の改善など，ソフトエンドポイントでしかはかれない重要な項目もある

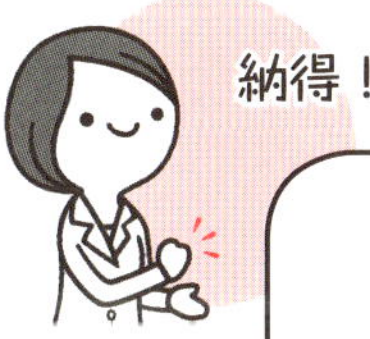

納得！

エンドポイントは
　・プライマリとセカンダリ
　・真と代替
　・ハードとソフト
と細かく分類できるんだね.

1. 臨床試験のデザイン

Chapter 3 エンドポイント

本当の治療効果とは？

　ある治療をして，その結果，症状が改善したり疾患が治癒したら，治療は有効だったといってよいだろうか．試験に参加したYがん患者全員にA+B療法を行い，その後に測定された奏効率を基にしてA+B療法が有効であるか，そうでないかを判断することはできるだろうか．

　実はA+B療法を行った結果，腫瘍が縮小したとしてもA+B療法自体が有効であることを必ずしも意味しない．A療法だけでも効いたかもしれない．自然経過かもしれない．治療自体の効果のほかにも，これらのようなさまざまな要因がすべて合わさって示されるのが実際に観察される「腫瘍縮小」なのである．つまり，新しい治療を行ってエンドポイントの改善（ここでは腫瘍縮小）が観察されたとしても，それが治療自体によるものかどうかは判断できないのである．

　そこで臨床試験では，患者を新しい治療を行うグループと比較対照として，標準治療もしくは無治療のグループの2群に分けて，それぞれ治療を行い，両グループのエンドポイントを比較することが一般的である．このようなグループは，新しい治療を行うグループの比較対照であるため，**対照群**と呼ばれる．

　もし，試験を行う時点ですでに確立した標準治療がある場合には，倫理的な理由から対照群には標準治療を行う必要がある．A+B療法の臨床試験では，対照群の患者は，現時点でのYがん患者における標準治療であるA療法を受ける．対照群であるA療法群の奏効率をA+B療法を受けた群の奏効率と比較すれば，A+B療法の効果がA療法の効果よりも優れているかどうかを明らかにすることができる．標準治療が存在しない場合は，無治療もしくはプラセボという薬理作用のない物質を対照群の患者に対して投与することもある（p.64）．

　A+B療法の効果とA療法の効果の比較を行うのであるから，「治療以外の

要因による効果」の大きさはA+B療法を受けるグループとA療法を受けるグループで同じでなくてはならない．そのためには両グループは同じような特性をもつ患者たちでなくてはならず，行う治療（A+B療法 or A療法）以外の条件（併用治療や環境など）も同じでなくてはならない．両グループの患者の特性を揃えるために，患者を臨床的判断や患者の希望などによらず確率的に分けてしまうランダム化が行われる（p.44）．

Point !

- 治療を行った後に得られた，症状の改善や疾患の治癒などの結果には治療自体の効果のほかに併用治療や自然経過などの影響も含まれる
- 新治療自体の効果を評価するためには，新しい治療を受けるグループ（新治療群）のみならず比較対照となるグループ（対照群）が必要
- 新治療群と対照群の結果と比べることではじめて，新しい治療自体の効果を正確に評価できる
- 新治療群と対照群の患者の特性は，同じでなくてはならない
  ▶ランダム化が行われる（p.44）

図1 本当の治療効果とは？(1)

患者全員にA＋B療法を行うと…

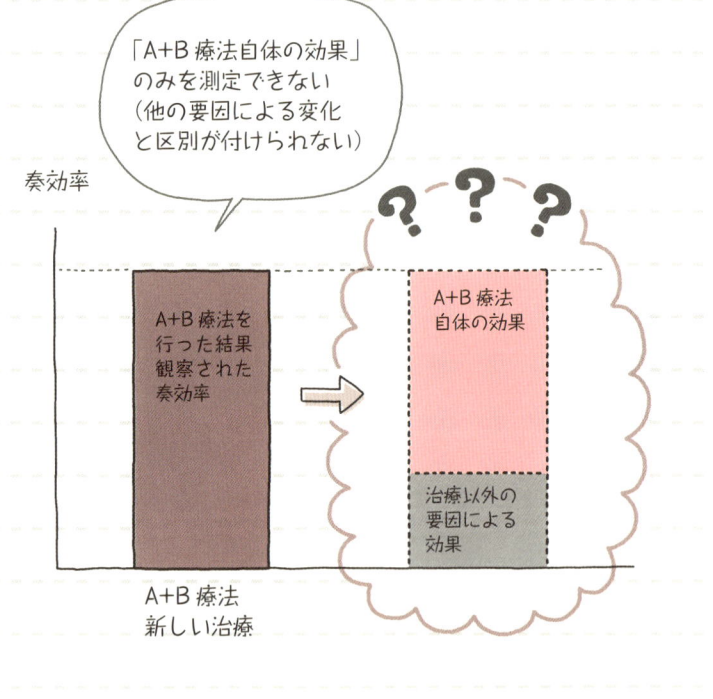

「A+B療法自体の効果」のみを測定できない（他の要因による変化と区別が付けられない）

奏効率

A+B療法を行った結果観察された奏効率

A+B療法自体の効果

治療以外の要因による効果

A+B療法
新しい治療

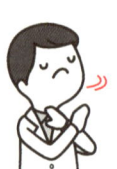

No Good！

当然だけど，患者全員に同じ治療をしてしまったら比較することができない．

図2

本当の治療効果とは？(2)

患者を A＋B 療法（新しい治療）を受けるグループと
A 療法（標準治療）を受けるグループに分けると…

治療以外の要因が
同じような対照群を設定して，
それと比較をすれば…

奏効率

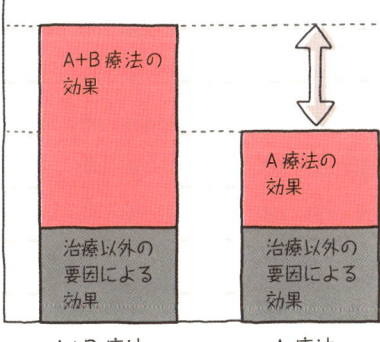

A 療法（対照群）の
効果と比較すること
で A+B 療法の効
果が推定できる
（A+B 療法は A 療法
よりも優れている
か？）

A+B 療法の
効果

A 療法の
効果

治療以外の
要因による
効果

治療以外の
要因による
効果

同じ！

A+B 療法
新しい治療

A 療法
標準治療
（対照群）

納得！

そうか！ A＋B 療法（新しい治療）効果を評価するために
は，比較対照となる A 療法（標準治療）を受けるグループと
比較しなければいけないんだね．
A 療法だけでも効果のある人がいるんだから…

Chapter 4 バイアス

偶然誤差と系統誤差（バイアス）

　動物実験や基礎実験により，科学的な法則や機序の検証，解明を行う場合には実験室などの閉じた環境下で，実験手順や環境，動物の個体差などを厳密にコントロールし，結果に影響を与える要因を可能な限り排除したうえで実験を行うことが可能である．

　一方，人を対象とする臨床研究では，対象者は，たとえば年齢，性別，既往歴，生活習慣などの面で多種多様であり，かつ，結果に影響を与えるような測定条件や周りの環境すべてを統制することは不可能である．すべての条件を完全に統制した実験室的な（実験に理想的な）環境を作り出すことは困難である．つまり，人を対象とした臨床試験は，必ずしも真実をそのまま反映するとは限らず，さまざまな誤差が含まれる可能性がある．

　誤差には，大きく分けて2種類がある．**偶然誤差**と**系統誤差（バイアス）**である．偶然誤差とは，特別な理由もなく偶然に生じてしまうバラツキのことで，ある決まった方向性がない．偶然誤差が大きいと，精度の低いデータとなり，せっかく試験を実施しても，そこから明確な結論を導くことができない．一方，系統誤差は何らかの要因によって，本当に測りたいものを正確に測れず，データが特定の方向に偏ってしまうという誤差であり，バイアスとも呼ばれる．

　図1では，偶然誤差と系統誤差の関係をイメージ図で示した．的の中心が本当に測りたいもの（真の治療効果），黒点が一人ひとりの測定値（実際に測定された治療効果）とする．①の的では，黒点が密集してバラツキが少なく，測定値の精度が高い．これは偶然誤差が小さいことを意味する．そして，的の中心に黒点が集まっており，計測したいものを正確に測定できている．つまり，系統誤差も小さいといえる．②は，黒点は大きくばらついているが，的の中心ではあるので，偶然誤差は大きいが系統誤差は小さい．③では，黒点のバラツキが少ないが，的の左上にある．偶然誤差は小さいが，測りたいものを正確に

図1

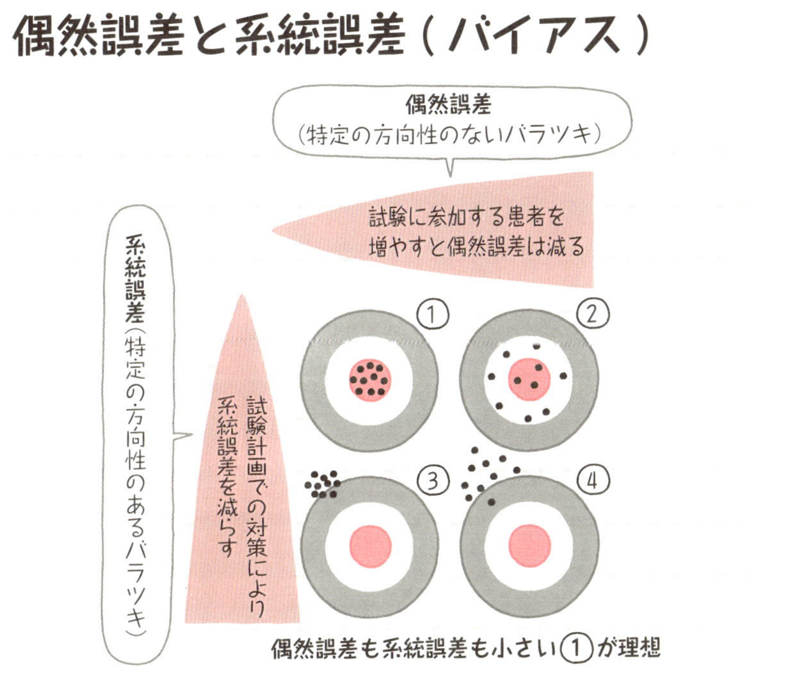

偶然誤差と系統誤差(バイアス)

偶然誤差
(特定の方向性のないバラツキ)

試験に参加する患者を増やすと偶然誤差は減る

系統誤差(特定の方向性のあるバラツキ)

試験計画での対策により系統誤差を減らす

① ② ③ ④

偶然誤差も系統誤差も小さい①が理想

測れていない,系統誤差が大きいパターンである.④は,黒点はばらついているうえに的の中心も外れている.偶然誤差も系統誤差も大きい.

　臨床試験においては,偶然誤差も系統誤差のどちらも生じうるため,その両方を可能な限り,小さくしなくてはならない.すなわち,①の的のように精度が高く(偶然誤差が小さい),測りたいものを正確に測れる(系統誤差が小さい)ように入念な試験計画を立てなくてはならない.偶然誤差は試験に参加する患者を十分に確保することで小さくできる.一方,系統誤差(バイアス)は,それが存在することによって真の治療効果を正しく測定できないため,偶然誤差よりもやっかいといえるかもしれない.系統誤差(バイアス)は選択バイアスと情報バイアスに大別されるが,どちらも試験の計画段階でそれらを小さくするような対策がとられる.

Chapter 4 バイアス

選択バイアス

　選択バイアスとは，いくつかの治療法の効果を比較して評価する研究において，治療法の選択が患者の状態や医師の判断に基づいて行われることによって生じるバイアスである．

　A+B療法という新しい治療が，A療法という既存の標準治療に比べて効果が優れていることを評価する臨床試験において，患者に対してどちらの治療を行うかを主治医の判断に任せるとどうなるだろうか．主治医がA+B療法の効果を期待していると，よりがんが進行した患者や，状態の良くない患者に対して，積極的にA+B療法を行うかもしれない．A+B療法に懐疑的であれば，そういう患者には手堅くA治療を行うかもしれない．このように，患者の状態やそれに基づく医師の判断によって治療が決められると，A+B療法とA療法を受けた患者グループの特性が結果的に異なってしまう恐れがある．

　「本当の治療効果とは？」(p.28)で説明したように，新治療群と対照群の比較をするためには，両群で治療以外の要因による効果は同じでなくてはならない．A+B療法を受ける患者とA療法を受ける患者の病期や全身状態などの特性が異なると，それらの要因が奏効率に影響を与えてしまい，A+B療法とA療法の奏効率を比較したとしても，正しくA+B療法の有効性を評価できない．A+B療法を実施したグループに特に状態の悪い患者ばかりが集まると，たとえA+B療法がA療法よりも有効でも，比較的状態の良い患者が集まっているA療法と比べるのは分が悪いだろう．もし，A+B療法を受けたグループでの奏効率がA療法のグループより低かったとしても，その差は治療による差ではなく，もともとの患者の状態，すなわち治療以外の要因によって生じている可能性がある．

　このような選択バイアスを防ぐためには，どちらの治療を行うかの選択を医師の判断や患者の希望によらず確率的に(ランダムに)決めてしまうランダム化

という手法があり，臨床試験において広く用いられている．ランダム化については後述する(p.44)．

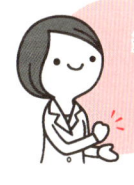

納得！

- 偶然誤差
- 系統誤差（バイアス）－選択バイアス
　　　　　　　　　　－情報バイアス

整理すると，こういうことだ．自分の仮説や主張を正当化するためにわざとバイアスのかかった調査をする人だっているから気をつけよう．

Point！

系統誤差（バイアス）は選択バイアスと情報バイアスに大別される①
- 選択バイアスとは，患者の状態や医師の判断に基づいて治療法が選択されることによって，新治療群の患者と対照群の患者グループの特性が異なってしまうこと
  ▶治療の効果を正確に評価できなくなってしまう
  ▶医師の判断や患者の希望によらずに治療法を選択するランダム化によって選択バイアスを防ぐことができる

図1

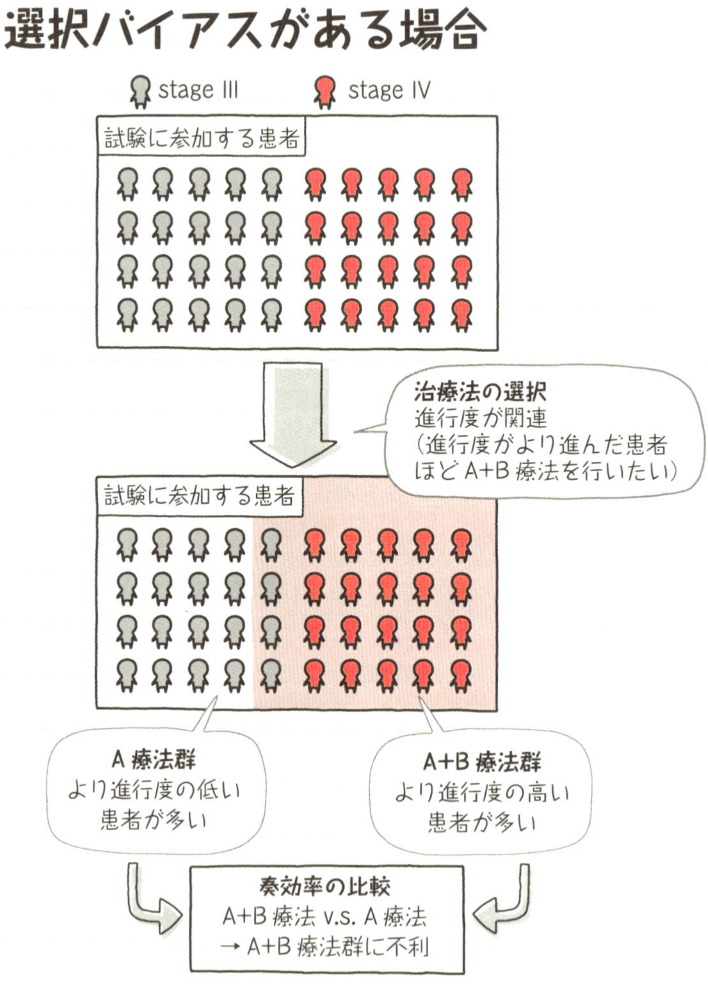

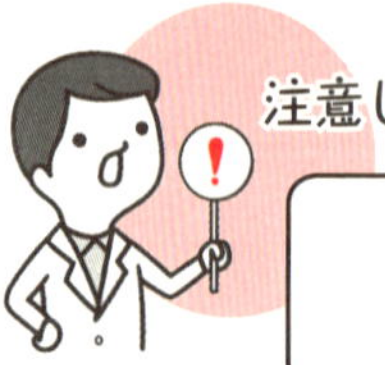

選択バイアスがある場合

stage III　　stage IV

試験に参加する患者

治療法の選択
進行度が関連
（進行度がより進んだ患者ほどA+B療法を行いたい）

試験に参加する患者

A療法群
より進行度の低い患者が多い

A+B療法群
より進行度の高い患者が多い

奏効率の比較
A+B療法 v.s. A療法
→ A+B療法群に不利

注意しよう

A+B療法のほうは，より進行している Stage IVの患者が多い．これじゃ対等な比較はできないな．

図2

選択バイアスがない場合

stage III　stage IV

試験に参加する患者

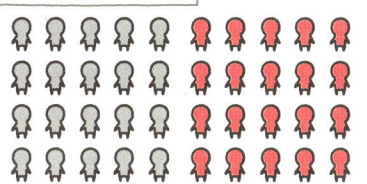

治療法の選択
ランダムに決める

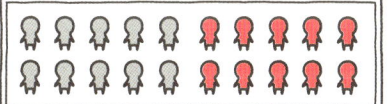

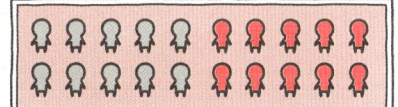

A療法群　　A+B療法群

A+B療法群とA療法群では患者のがんの進行度の程度が同じくらい

奏効率の比較
A+B療法 v.s. A療法
→対等に比較できる

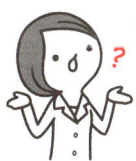

どうすればいいの？

なるほど，どちらの治療を受けるか，くじ引きとかでランダムに決めれば対等な比較になるのか．でも本当にそうかな…くじ引きだって偶然偏ってしまうことはあるぞ．

1. 臨床試験のデザイン　　37

Chapter 4 バイアス

情報バイアス

　医師，患者，解析担当者が，治療内容を知っていると，そのこと自体が情報の収集や評価にバイアスを与える恐れがある．これを**情報バイアス**という．

　A+B療法という新治療に期待している医師は，A+B療法を受けた患者の病状改善についての評価がA療法を受けた患者のそれよりも甘くなるかもしれない．A+B療法に批判的な医師は，A+B療法を受けている患者に対しては，A療法の患者より念入りに有害事象について聞き取りをしたり，有害事象と疑われるような事象が生じたときに，それを過大評価するかもしれない．目の前の患者がA+B療法とA療法のどちらを受けているかを医師が知っていると，意識的，無意識的にかかわらず，治療効果の測定や評価に影響を与えてしまう恐れがあるのである．

　情報バイアスは患者が自分自身の治療内容を知っていることでも生じうる．特にQOLや疼痛の軽減など，主観的な評価に基づくようなエンドポイントの場合は，患者自身も，自分が受けている治療がA+B療法なのかA療法なのかを知っていると評価が変わってしまうことがある．また，治療効果がほとんどない薬剤であっても，治療を受けているということ自体の思い込みにより実際に症状が改善してしまうこと（**プラセボ効果**）もある．結果を解析する段階では，解析担当者が，A+B療法を有利にしたいためにA+B療法群で成績不良な対象者をいろいろな理由を付けて解析対象から除外してしまうかもしれない．

　このように，医師，患者，解析担当者などが治療内容を知っていることによって，試験を行っている期間にデータを正確に測定，評価できなかったり，試験が終了して結果の解析を行う段階で正しく解析ができないようなバイアスを情報バイアスという．

　情報バイアスは，真の治療効果を過大評価したり過小評価する原因となる．

明確で統一的な判定基準を定めることや，自覚症状や医師の判断ではなく，臨床検査値などの客観的データを根拠としたり，情報バイアスによって評価がぶれにくいハードなエンドポイントを用いることなどが対策として挙げられる．倫理的に問題がない場合には，患者，医師，解析担当者に，どちらの治療を行っているかを伏せたり（盲検化），対照群に薬理作用のない物質であるプラセボ（偽薬）を投与することもある．詳細については後述する（p.64）．

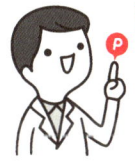

Point !

系統誤差（バイアス）は選択バイアスと情報バイアスに大別される②
- 情報バイアスとは医師および患者が治療内容を知っていると，意識的，無意識的にかかわらず治療効果の測定や判定に影響を与えてしまうこと
  - ▶治療内容を伏せる盲検化や，薬理作用のない物質であるプラセボ（偽薬）の投与などの対策がある

図1

情報バイアス (1)

医師が A+B 療法に期待していると…

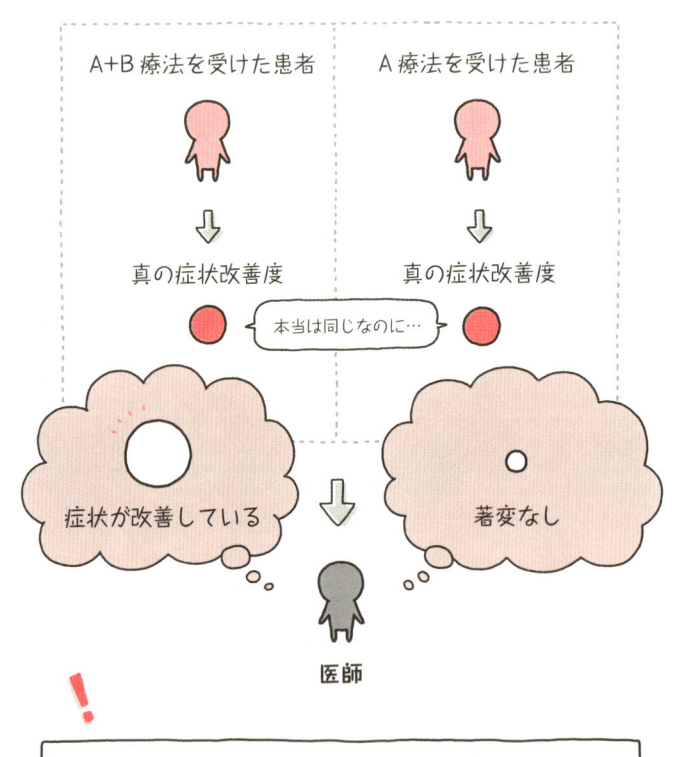

A+B 療法を受けた患者 ／ A 療法を受けた患者

→ 真の症状改善度 ／ 真の症状改善度

本当は同じなのに…

症状が改善している ／ 著変なし

医師

A+B 療法も A 療法も，実際の症状改善度が変わらなかったとしても，A+B 療法を受けている患者の症状改善度を好意的に評価してしまう（かもしれない）

No Good !

情報バイアスの原因は医師側にも…

図2

情報バイアス (2)

患者が A+B 療法に期待していると…

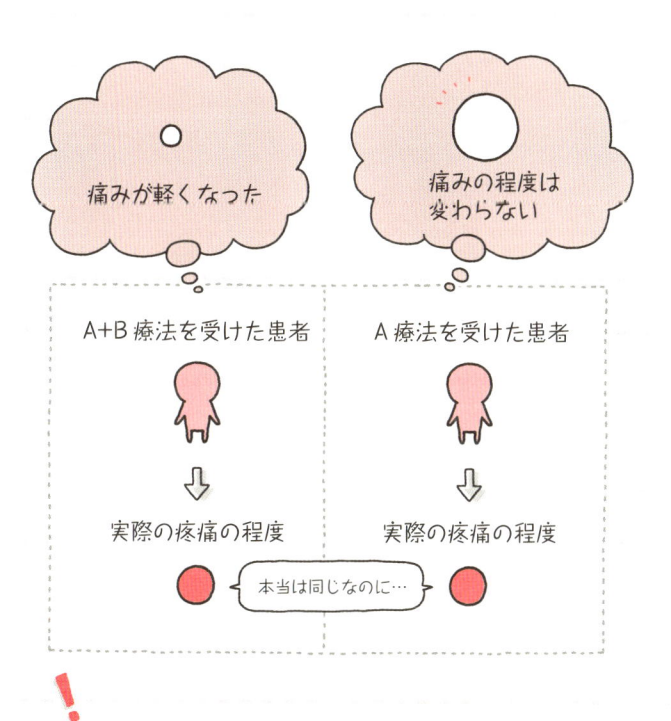

痛みが軽くなった

痛みの程度は変わらない

A+B 療法を受けた患者 → 実際の疼痛の程度

A 療法を受けた患者 → 実際の疼痛の程度

本当は同じなのに…

! A+B 療法を受けている患者のほうが疼痛の程度が改善したという（かもしれない）

No Good !

情報バイアスの原因は患者側にも…

Chapter 5 交絡

交絡因子

　治療と，それによってもたらされる**結果（アウトカム）**の関係を評価する際に，治療の選択と関連があり，かつアウトカムにも影響を与える因子があると，治療とアウトカムの関係を正しく評価できなくなる．この現象を交絡といい，それを起こす因子を**交絡因子**という．

　stage ⅡとstageⅢのZがんの患者に対して手術と化学療法のどちらが生存が延長するか評価する臨床試験を考えてみよう．どちらの治療を行うかを，患者の全身状態，年齢，がんのstageなどを基にした主治医の判断に任せると，手術によって根治が期待できる早期の患者に対しては手術が行われやすい．一方，がんがより進行している患者に対しては手術よりも化学療法が選択されるということも考えられる．その結果，手術を行う患者のほうが進行度の低い患者，化学療法を行う患者のほうが進行度の高い患者に偏ることとなる．そして，これらの患者に対して手術もしくは化学療法を実施した結果，手術群の生存期間の中央値が10か月，化学療法群の生存期間の中央値が5か月だったとする．はたしてこの結果から「Zがんの患者には手術を行うほうが化学療法よりも長期の生存が得られる」と結論づけてよいだろうか．

　この例では，stageが交絡因子として働いており，手術と化学療法の治療効果の違いを正しく評価できない．stageが進行していると化学療法が選ばれやすいという状況のもとでは，化学療法を受ける患者のグループはstage Ⅲの患者が多くなる．つまり，stageは治療の選択に関連している．そして，stageが進んでいると生存期間も短くなる．より進行したstage Ⅲの患者が多く含まれる化学療法群では，化学療法の効果のいかんにかかわらず生存期間は短いだろう．つまり，stageは生存期間にも影響を与える因子でもある．

　このように，stageという交絡因子の分布が手術群と化学療法群で偏っているため，治療と結果（生存期間）の関係を正しく評価できない．手術群のほうが

図1

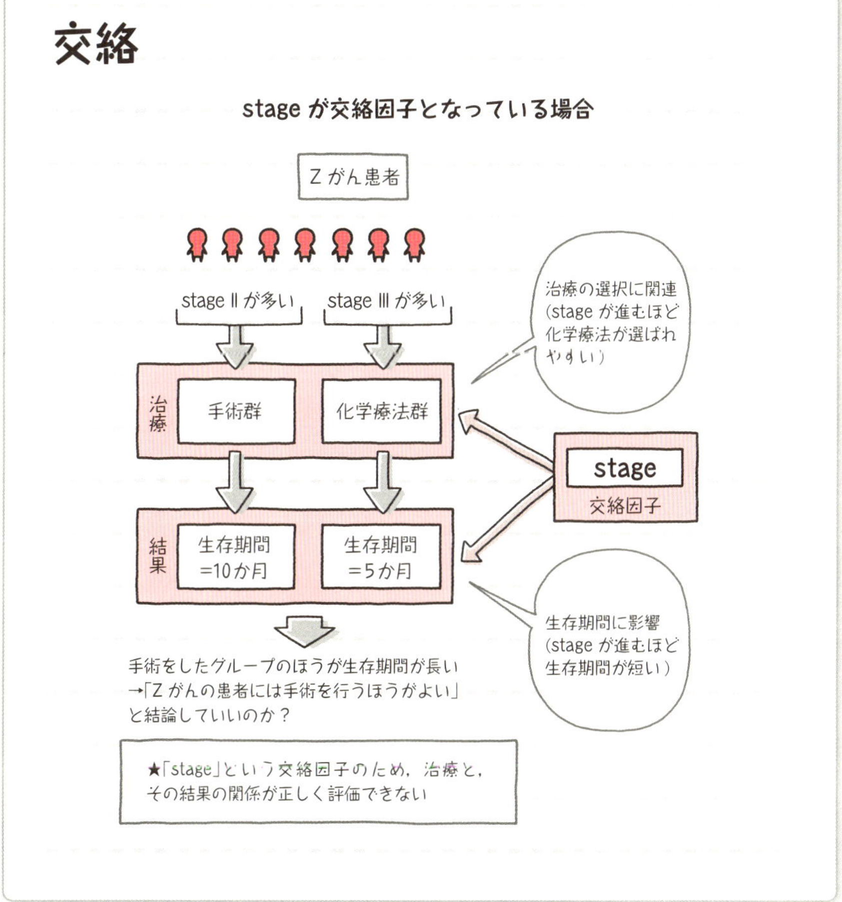

交絡

stage が交絡因子となっている場合

Zがん患者

stage Ⅱ が多い → 治療：手術群 → 結果：生存期間＝10か月

stage Ⅲ が多い → 治療：化学療法群 → 結果：生存期間＝5か月

治療の選択に関連（stage が進むほど化学療法が選ばれやすい）

stage 交絡因子

生存期間に影響（stage が進むほど生存期間が短い）

手術をしたグループのほうが生存期間が長い
→「Zがんの患者には手術を行うほうがよい」と結論していいのか？

★「stage」という交絡因子のため，治療と，その結果の関係が正しく評価できない

生存期間が長くても，それは手術群に stage Ⅱ の患者が多く含まれるせいかもしれない．手術のほうが化学療法より優れているという結論にはならないのである．

　臨床試験では，交絡に対してはランダム化によって対処する．治療をランダムに決めることにより，交絡因子が群間で偏ることを防ぎ，治療とアウトカムの関係を適切に評価できるようになる．

1. 臨床試験のデザイン　　**43**

Chapter 6 ランダム化

ランダム化

　臨床試験では，治療の評価が適切にできないバイアスや交絡への対処が重要である．これらに対する最も有効な手段が，治療法の選択を患者の状態や医師の判断によらず確率的にランダムに決めて割り当てる**ランダム化**である．ここからは，また先ほどのYがんにおける「A+B療法 v.s. A療法」の臨床試験に戻って考えてみよう．

　A+B療法の評価のためには，最終的に治療の適用を想定しているターゲットの患者集団(母集団)を反映し，かつ適切な治療の評価ができるような試験参加者(標本集団)を選択基準と除外基準に基づいて集める．これらの患者に対してA+B療法もしくはA療法を行い，奏効率を比較することでA+B療法が現在の標準治療であるA療法よりも有効かどうかを評価する．

　ここで，A+B療法を行うかA療法を行うかという治療の選択を，患者の状態や主治医の判断に基づいて行うと，A+B療法群のほうに全身状態が良い患者が多い，進行度が低い患者が多いなどの**選択バイアス**が生じる恐れがある．特に，エンドポイント(奏効率)にも影響を与えるようなstageや全身状態などの因子がどちらかの治療群に偏っている(**交絡**している)と，治療とエンドポイントの関係を正しく評価できなくなる．

　予後に影響を与える，もしくはその可能性のある因子がA+B療法群とA療法群で均等になるように注意すればよいかというと，そうでもない．予後に密接に関連しつつも，現代の医学ではまったく未知の因子が存在する可能性もある．このような未知の交絡因子がA+B療法群とA療法群で偏っていれば，交絡が生じてしまう．しかも，確かめるすべもない．予後や治療効果に影響するような要因を考慮して，一人ひとりの患者に適切と思われる治療を選択するというのは実地臨床では一般的な状況であるが，治療の評価を目的とした臨床試験においては治療を適切に評価することが難しくなる．

このような問題を解決するために，臨床試験では，医師の判断ではなく確率に基づいて治療を選択するランダム化という方法が用いられることが多い．試験参加者を1/2の確率でA+B療法群とA療法群の2群に分けた場合，stageや患者の全身状態などの交絡因子のみならず，（あるかどうかは別として）現時点では明らかではない交絡因子についても均等に分かれることが期待される．つまり，A+B療法群とA療法群を受ける患者集団の特性を同じように均質にすることができる．A+B療法を受ける患者とA療法を受ける患者の背景（性別，年齢，進行度，全身状態など，治療以外の要因）が均等に分かれていれば，両者の違いは，A+B療法を受けるかA療法を受けるかのみとなる．となると，奏効率がA+B療法とA療法で異なるのであれば，それは治療によるものであると考えてよいのである．

対象疾患の特性や倫理的な配慮も必要であるため，いつでもランダム化を行えるわけではない．しかし，ランダム化は，治療とアウトカムの関係を適切に評価できなくなるバイアスや交絡を排除するための非常に有効な方法であり，臨床試験において適切に治療を評価するためになくてはならないものである．前述のように，純粋に確率（1/2ずつ）のみでA+B療法群かA療法群かを分けてしまうランダム化を単純ランダム化というが，以後の項では，予後に影響を与えるような因子がどちらかの群に偶然に偏ってしまうことを防ぐ層別ランダム化など，さまざまなランダム化の方法について説明していく．

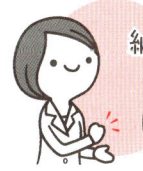

納得！

ランダム化は選択バイアスを避け，背景因子を均等に分けるために必要なんだね．

図1

ランダム化（1）

治療法の選択に際して主治医判断や患者の希望を考慮すると…

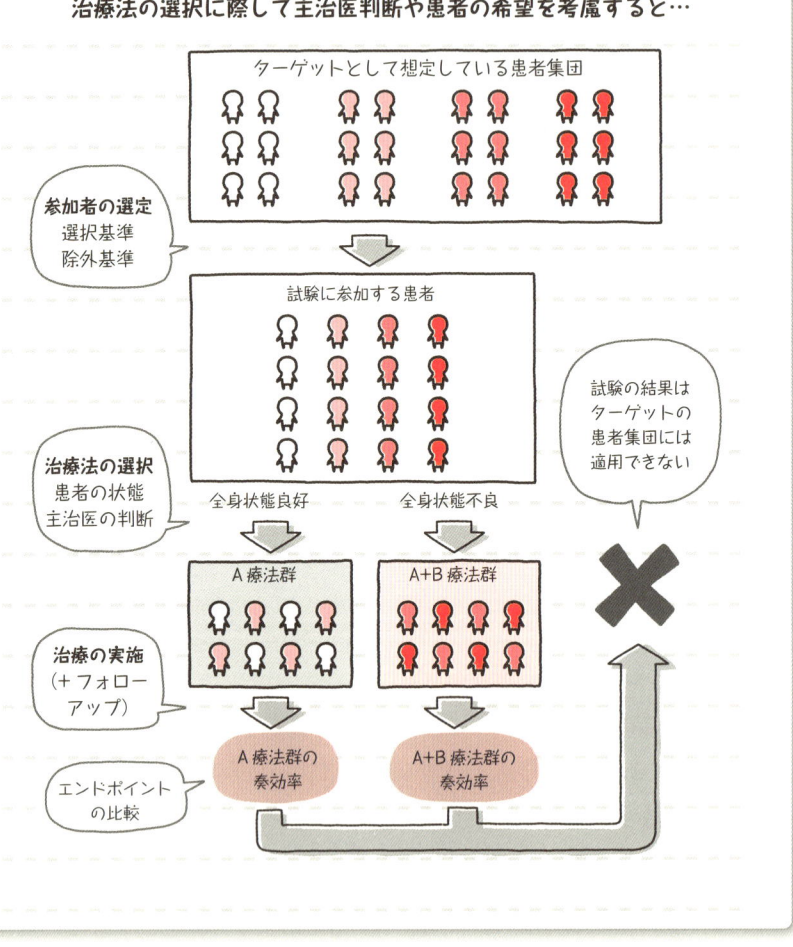

ターゲットとして想定している患者集団

参加者の選定
選択基準
除外基準

試験に参加する患者

治療法の選択
患者の状態
主治医の判断

全身状態良好　全身状態不良

A療法群　　A+B療法群

試験の結果はターゲットの患者集団には適用できない

治療の実施
（＋フォローアップ）

A療法群の奏効率　　A+B療法群の奏効率

エンドポイントの比較

図2

ランダム化(2)

治療法の選択に際して主治医判断や患者の希望を考慮すると…

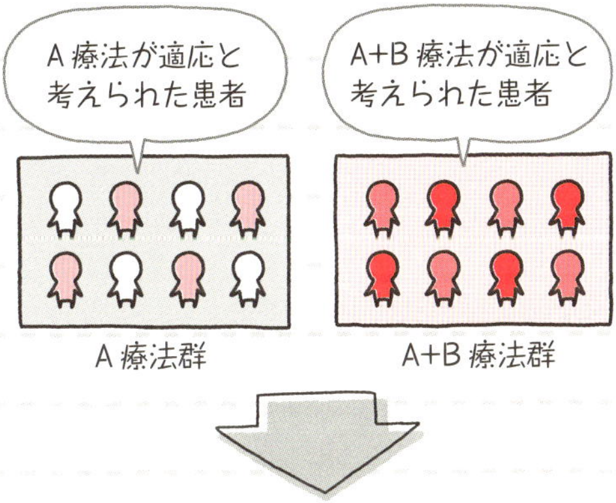

A療法が適応と考えられた患者 → A療法群

A+B療法が適応と考えられた患者 → A+B療法群

1. どちらの治療を選択するかは患者の状態やさまざまな要因により決定
2. 両群の患者の背景(性別,年齢構成,重症度など)は違う
3. 両群の奏効率は比べられない

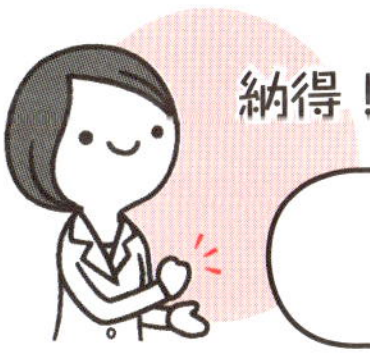

納得！

これぞまさに,選択バイアスだね.

1. 臨床試験のデザイン

図3

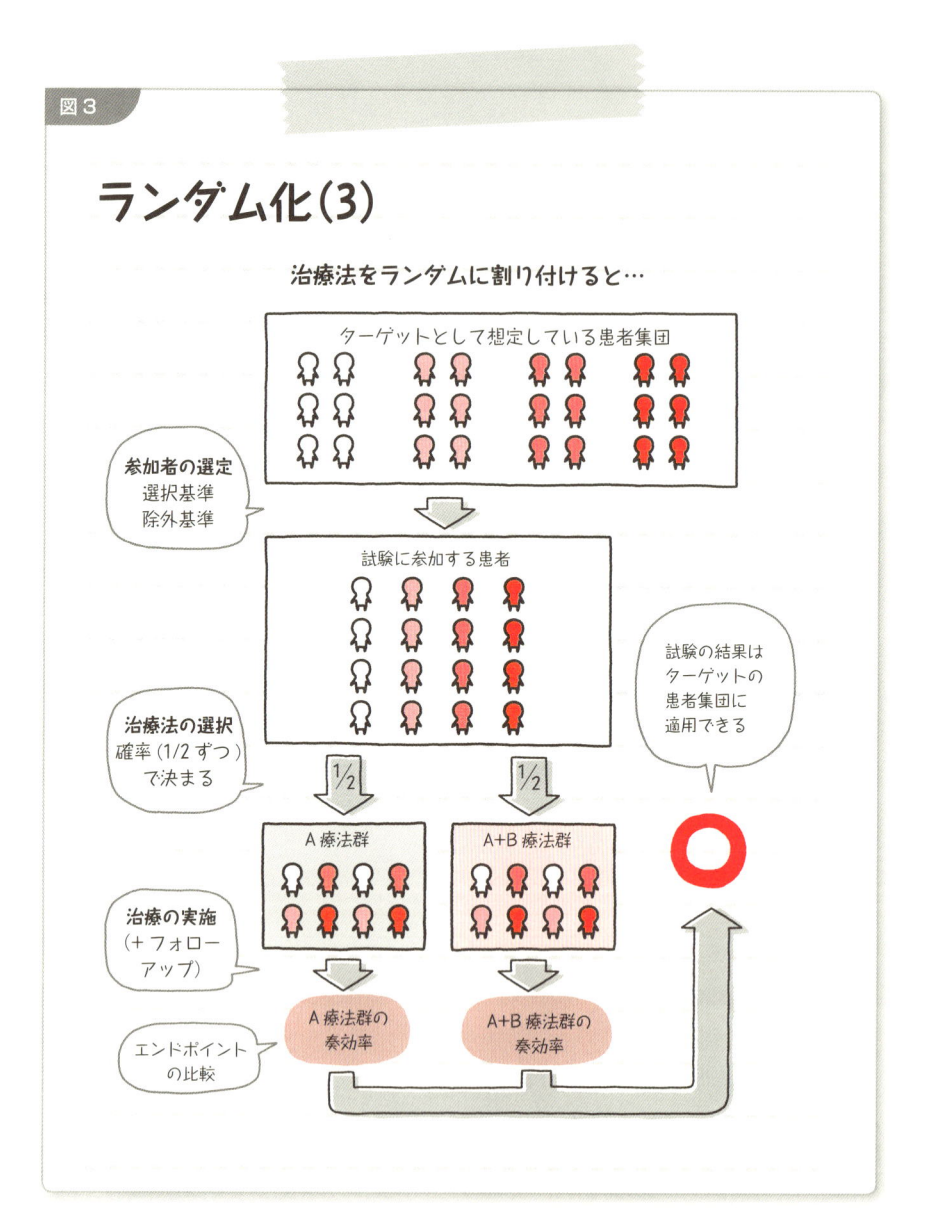

ランダム化(3)

治療法をランダムに割り付けると…

ターゲットとして想定している患者集団

参加者の選定
選択基準
除外基準

↓

試験に参加する患者

治療法の選択
確率（1/2ずつ）
で決まる

1/2 ↓   ↓ 1/2

A療法群　　A+B療法群

試験の結果は
ターゲットの
患者集団に
適用できる ○

治療の実施
（＋フォロー
アップ）

↓　　　↓

A療法群の奏効率　　A+B療法群の奏効率

エンドポイント
の比較

図4

ランダム化（4）

治療法を純粋に 1/2 の確率でランダムに割り付けると…

A療法群	A+B療法群
1/2 の確率でA療法群に割り付けられた患者	1/2 の確率で A+B 療法群に割り付けられた患者

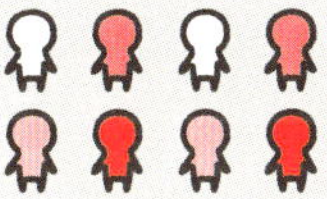

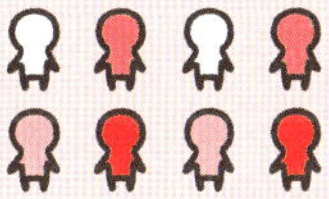

↓

1. どちらの治療を受けるかは確率のみで決定
2. 両群の患者の背景（性別，年齢構成，重症度など）は同じ位
3. 両群の奏効率は比べてもよい

↓

単純ランダム化

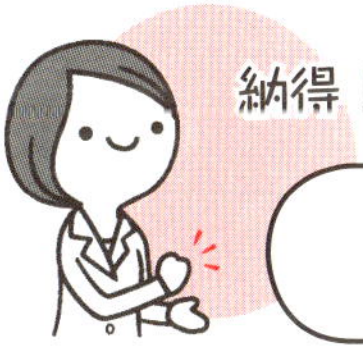

納得！

ランダム化は，治療とアウトカムの関係を適切に評価するために重要なんだね！

1. 臨床試験のデザイン

Chapter 6 ランダム化

層別ランダム化

　ランダム化では，確率に基づいて治療の選択を行う．たとえばA+B療法とA療法のどちらを受けるかを1/2の確率で決める．ランダム化は主治医の判断や患者の状態によらないため，A+B療法を受ける患者とA療法を受ける患者では，背景や予後因子は均等になるはずである．しかし，1/2の確率で割り付けていくと，予後に大きな影響を与えるようなstageや年齢などの重要な予後因子がA+B療法群とA療法群の間で偶然に偏ってしまうことがある．

　たとえば，stage Ⅲが8人，stage Ⅳが8人の合計16人の患者を1/2でA+B療法かA療法に割り付けた場合，A+B療法にstage Ⅳの患者8人，A療法にstage Ⅲの患者8人という割り付けになる可能性もあるのである．これでは，いくらランダム化をしたといっても，A+B療法群とA療法群の患者背景は同じだとはいえないだろう．もし，このまま治療を行って奏効率に違いがあっても，それは治療のせいなのか，stageの違いなのかわからない（**図1**）．

　そこで，結果に影響を与えると考えられる要因で**グループ（層）**に分けて，それぞれの層ごとにランダム化を行うことがある．これを**層別ランダム化**という．**図2**は，施設（2施設：○○病院，××病院）とstage（2stage：stage Ⅲ，stage Ⅳ）の組み合わせによりA，B，C，Dの合計4層を作っている．それぞれの患者は，この4層のうち，自分が該当する層のなかにおいて確率1/2でA+B療法とA療法のいずれかに割り付けられる．このように層ごとにランダム化を行うことにより，どちらかの群に同じ施設の患者が偏ったり，特定のstageの患者のみが多く含まれることを避けることが期待できる．

　層別ランダム化には限界もある．

　1つめは，あくまでも予後に影響を与えることがわかっている因子にしか対処できない点である．未知の因子があったとしても，そのような因子は層とし

て考慮しようがないので，もしかすると偏りが生じているかもしれない．

2つめは，考慮できる因子の数に限りがあることである．**図2**では施設とstageで4層を作ったが，さらに年齢(65歳未満，65歳以上)やPS(0または1，2)を加えるとどうだろうか．施設(○○病院，××病院)×stage(Ⅲ，Ⅳ)×年齢(65歳未満，65歳以上)×PS(0または1，2)で2×2×2×2=16層となり，非常に数が多くなってしまう．あまりに層が多すぎると，一つひとつの層に該当する患者数が少なくなり，どちらかの群にまったく割り付けられないなど，人数に偏りが生じてしまう．考慮したい因子が多い場合は最小化法を用いる(p.58)．

覚えておこう

単純ランダム化
- 予後に大きな影響を与える要因(施設，stage，年齢など)が偶然，どちらかの治療群に偏ってしまう恐れがある

層別ランダム化
- 予後に大きく影響すると考えられる要因で試験に参加する患者をグループ(層)に分けて，それぞれの層ごとにランダム化を行って治療群を割り付ける
  ▶予後に影響を与えるような要因がどちらかの治療群に偏ることを避けられる

限界
- すでにわかっている要因しか考慮できない
- 考慮できる要因の数に限りがある

図1

単純ランダム化

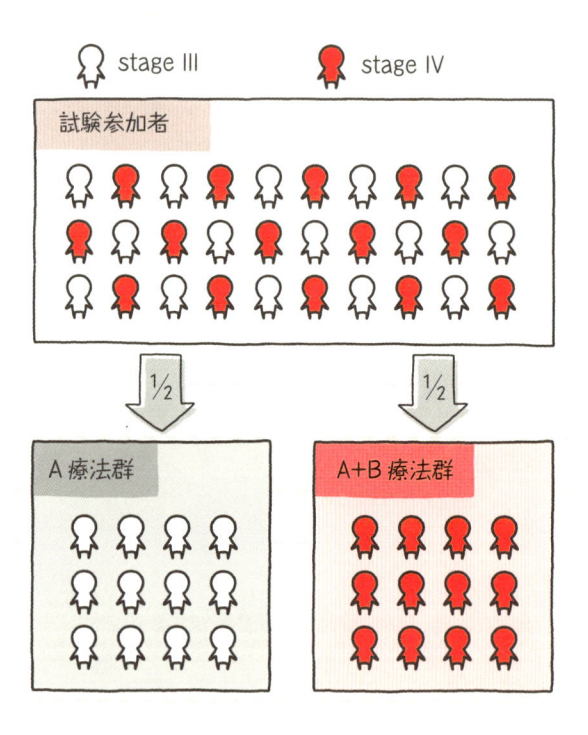

stage III　　stage IV

試験参加者

↓ 1/2　　↓ 1/2

A療法群　　A+B療法群

予後に影響を与える因子がどちらかの群に偶然に偏ってしまうことがある

納得！

これではA療法群とA+B療法群の奏効率を比べることはできないね．

図2

層別ランダム化

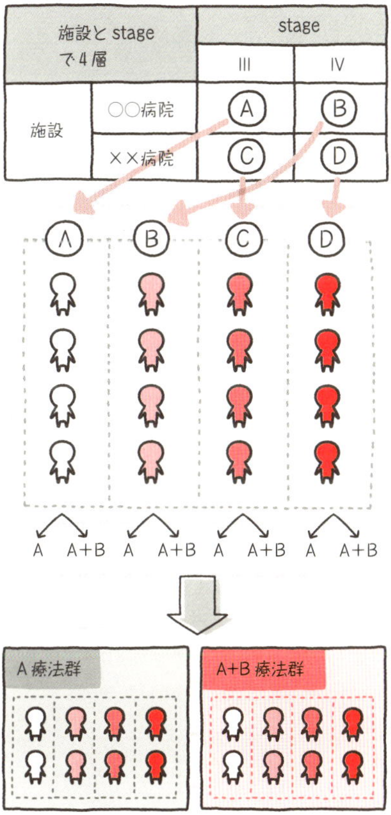

施設とstageで4層	stage	
	III	IV
施設 ○○病院	A	B
×× 病院	C	D

A 　A+B 　A 　A+B 　A 　A+B 　A 　A+B

A療法群 　　A+B療法群

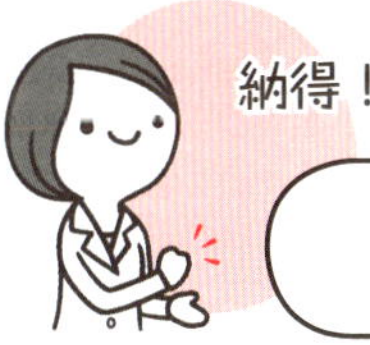

納得！

これなら，stageと施設に関してはどちらかの群に偏ってしまうことはなさそうだね．

1. 臨床試験のデザイン

Chapter 6 ランダム化

ブロックランダム化

　治療の選択を完全に確率のみで決める単純ランダム化（p.52）では，予後に強い影響を与える因子がどちらかの群に偶然に偏ることがあるが，人数自体も偏ることがある．特に，患者数が少ない試験では，その恐れが大きい．たとえば10人の患者のうち，A+B療法に1人，A療法に9人と割り付けられてしまうこともありえる．こうなると，適切にA+B療法の効果を評価することはできないだろう．

　ランダム化で人数が偏ってしまう可能性は，層別ランダム化でも同じである．○○病院でstage Ⅲの層では全員がA+B療法，××病院でstage Ⅲの層では全員がA療法に割り付けられるかもしれない．

　そこで，群ごとの人数が偏らないようにするために**ブロックランダム化**という手法が用いられる．患者を，小さい単位のブロックに分けて，そのブロックごとにランダム化を行う．これにより，両群の人数が大きく異なることを避けることができる．まず，最初にブロックの大きさ（ブロックサイズ）を決める．2群に分けたいのであれば2の倍数，3群であれば3の倍数である．A+B療法とA療法の2群では，ブロックサイズは2 (2×1)，4(2×2)，6(2×3)，8(2×4)…となる．ここではブロックサイズを4とする．ブロックサイズを決めたら，そのブロック内に2群（A+B療法とA療法）を並べるパターンをすべて列記する．A+B療法とA療法を1:1で割り付けたい場合は，A+B療法：2人，A療法：2人をサイズ4のブロックに並べていくのである．並べ方は合計で6通りとなるので，ブロックは6個できる．

　次に，この6個のブロックから1つを1/6の確率で選択して，選ばれたブロックのとおり，患者4人に治療を割り付ける．もし，A+B/A+B/A/Aのブロックが選ばれたら，4人はそのとおりに割り付けられる．次の4人の患者たちに対しても，同様に6個のブロックから1つを選択し，そのブロックのパ

ターンどおりに割り付ける．このようにして，選ばれたブロックのパターンに従って4人ずつ割り付けていくと，患者をA+B療法とA療法に均等に分けていくことができる．今回はA+B療法とA療法を1：1で割り付けたが，3：1など比率を変えて割り付けることも可能である．

　層別ランダム化とブロックランダム化を組み合わせた層別ブロックランダム化もある．たとえば，施設やstageなどの層ごとにブロックランダム化を行う方法であり，試験の結果に影響を与える因子の偏りと人数自体の偏りの両方に対処できる．

覚えておこう

単純ランダム化や層別ランダム化
- どちらかの群に人数が多く(あるいは少なく)偏ってしまう恐れがある

ブロックランダム化
- 試験参加者を小さい単位のブロックに分けて，そのブロック単位でランダム化する
  ▶治療群の人数が大きく異なることを防げる

Point!
- 層ごとにブロックランダム化を行う層別ブロックランダム化は，試験結果に影響を与える要因の偏りと人数自体の偏りの両方に対処できる

図1 ブロックランダム化①

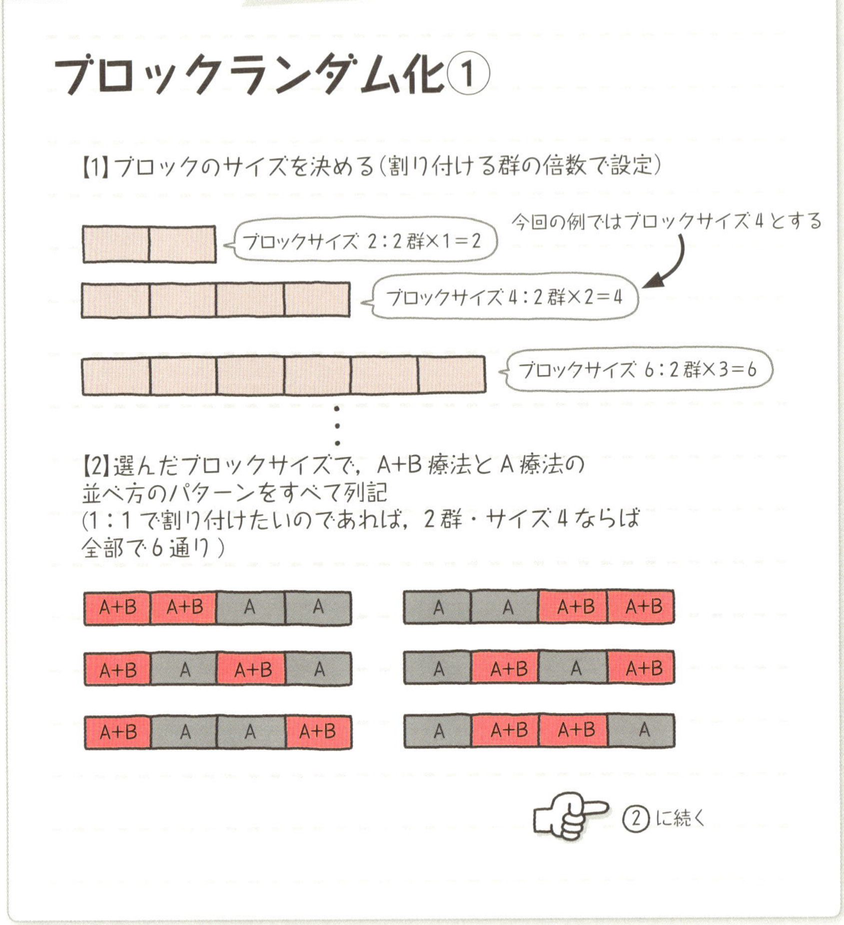

【1】ブロックのサイズを決める（割り付ける群の倍数で設定）

ブロックサイズ 2：2群×1＝2

ブロックサイズ 4：2群×2＝4 ← 今回の例ではブロックサイズ4とする

ブロックサイズ 6：2群×3＝6

⋮

【2】選んだブロックサイズで，A+B療法とA療法の並べ方のパターンをすべて列記
（1：1で割り付けたいのであれば，2群・サイズ4ならば全部で6通り）

A+B	A+B	A	A
A+B	A	A+B	A
A+B	A	A	A+B

A	A	A+B	A+B
A	A+B	A	A+B
A	A+B	A+B	A

☞ ②に続く

図2

ブロックランダム化②

☞ ①のつづき

【3】6個のブロックパターンから1つをランダム(1/6の確率)に選択

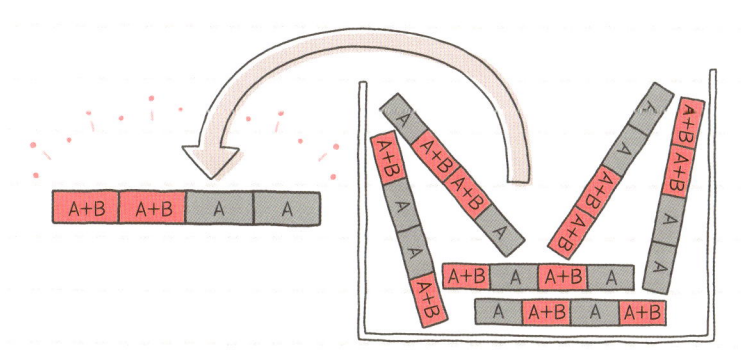

【4】患者4人(=ブロックサイズ)に,選択されたブロックのパターン通りに治療を割り付け

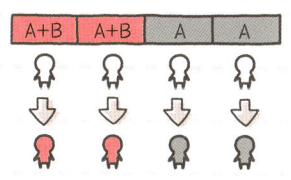

【5】患者4人ごとに【3】〜【4】の手順を繰り返す

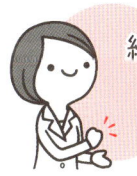

納得!

このブロックでは,登録1番目の患者はA+B,2番目はA+B,3番目はA,4番目はAと割り付けられるんだ.

1. 臨床試験のデザイン

Chapter 6 ランダム化

動的割り付け（最小化法）

　層別ランダム化では，stage や年齢，全身状態など，考慮すべき予後因子が多いと，すべての組み合わせで多くの層を作らなくてはならない．多くの層を作ると，一つひとつの層にあてはまる人数は少なくなり，層ごとに治療を割り付けても，どちらかの治療だけに人数が固まってしまう恐れが大きく，適切なランダム化ができず好ましくない．

　そこで，予後因子をすべて考慮した，たくさんの層を作って層別ランダム化を行うのではなく，複数の患者背景や予後因子などが全体としてバランスよく振り分けられればよいとする**動的割り付け**が用いられることがある．

　次の例では，新たに患者が試験に参加する際に，その時点で試験に参加して治療をすでに割り付けられている患者の予後因子の偏りをみて，その偏りを小さくするような割り付けを行い，その結果，重要な予後因子が大きく偏ることを防ぐ**最小化法**について説明する．施設，PS，stage の3つの予後因子がA+B療法群とA療法群でバランスが取れるように動的割り付けを行う例を示す．

　16人目まで患者の治療群の割り付けがすでに終わっているとする．この16人の背景（施設，PS，stage）ごとの人数は図1のとおりである（→【1】）．ここで新たに，B病院でPSが2，stage Ⅲの患者が17人目の患者として入ってきたとする（→【2】）．この17人目の患者はどちらの治療に割り付けるべきか．まず，今までに割り付けが終わっている16人の患者のうち，17人目の患者と同じ施設（B病院），PS（PS=2），stage（stage Ⅲ）に該当する人数をA+B療法群，A療法群，それぞれで合計する（→【3】）．A+B療法群9人のうち，B病院は4人，PS=2は4人，stage Ⅲは4人，これらを合計すると4+4+4=12となる．同様にしてA療法群は3+3+3=9である．

最小化法では，この16人目までの合計の数「A+B療法群：12，A療法群：9」の差を小さくするように17人目を割り付ける．B病院，PS=2，stage Ⅲ の17人目(1+1+1=3)がA療法群に割り当てられればA療法群の合計が9+3=12となる．その結果，A+B療法が12，A療法が12となり，偏りが軽減されるため，17人目はA療法に割り付けられることが望ましい．そのため，17人目にはA療法が割り付けられやすくするために，（たとえば）A療法に割り付けられる確率を3/4，A+B療法に割り付けられる確率を1/4で割り付けを行うと，17人目は3/4の確率でA療法群に割り当てられることになる（必ずしも3/4という確率が使われるわけではない）．

　以上の手順を，患者に治療を割り付けるたびに行っていくと，施設，PS，stageの3つの重要な予後因子については，一つひとつの因子ごとにみた場合は必ずしも均質に分かれていないかもしれないが，3つの因子全体としてはバランスが取れていることが期待される．最小化法は，特にいくつかの予後因子のバランスをとる必要があり，症例数が100〜200くらいのがん臨床試験でよく用いられる．

図1

動的割り付け（最小化法）①

【1】16人目までの割り付け状況
　（A+B療法：9人＋A療法：7人）

	施設			PS		stage		合計
	A	B	C	0, 1	2	III	IV	
A+B療法	3	4	2	5	4	4	5	9
A療法	2	3	2	4	3	3	4	7

【2】17人目の患者が試験に参加

　　B病院，PS=2，stage III

【3】17人目と同じ背景（B病院，PS=2，stage III）の
　　人数を施設，PS，stageごとに合計

	施設			PS		stage		合計
	A	B	C	0, 1	2	III	IV	
A+B療法	3	4	2	5	4	4	5	9
A療法	2	3	2	4	3	3	4	7

A+B療法 4+4+4=12，A療法 3+3+3=9
16人目までの合計…A+B療法：12，A療法：9

偏りを
どう減らす？

②につづく

図2

動的割り付け（最小化法）②

☞ ①のつづき

偏りを減らすためには17人目はA療法群に入ることが望ましい
なぜなら…

| 17人目がA+B療法だと | A+B療法：12+3=15, A療法：9 → 差が広がる |

| 17人目がA療法だと | A+B療法：12, A療法：9+3=12 → 差が縮まる |

17人目 ↓

B病院，PS=2，stage III

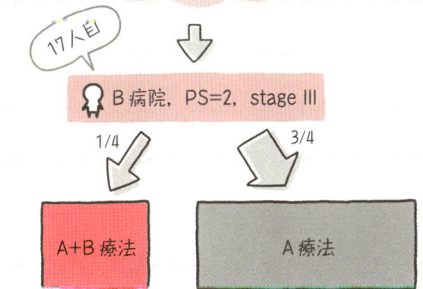

1/4 → A+B療法　　3/4 → A療法　　の確率で割り付け*

（17人目はA療法に割り付けられやすくなる）

*確率の設定（3/4，1/4）はあくまでも例である

納得！

最小化法を患者に治療を割り付けるたびに行っていくと，施設，PS，stageの3つの重要な予後因子については，一つひとつの因子ごとにみた場合は均質に分かれてるとはかぎらないけど，3つの因子全体としてバランスが取れているんだね．

Chapter 7 盲検化とプラセボ

盲検化

　臨床試験において治療の内容を患者や主治医，解析担当者などが知っていると，情報の収集や評価に影響を与える情報バイアスが生じる恐れがある（p.38）．

　患者が，自分の受けている治療を知ると，特に自覚症状の改善や疼痛などの主観的な要素の大きい**ソフトなエンドポイント**の測定に影響するだろう．治療自体に効果がなかったとしても，治療を受けていること自体によって症状などが改善してしまうプラセボ効果もある．医師や解析担当者など，試験実施者側においても，試験治療に対する期待もしくは批判的な思いが働いて，追加治療の判断や治療効果の判定に影響を与えることがある．治療内容を知ること自体が患者（試験参加者），医師，解析担当者らに意識的，無意識的に影響を与え，必要な情報を正しく収集，評価できなくなる．このように，患者も試験実施者もどの治療を行っているのか明らかな場合を**非盲検**という．

　そこで，試験参加者（患者），さらには試験実施者（医師，解析担当者など）に対して，どの治療を行っているかを明らかにしないという**盲検化**が行われることがある．このうち，試験に参加している患者自身はどちらの治療を受けているかがわからないが，試験実施側はわかっている場合を**単盲検**という．単盲検では，患者が自分自身の治療内容を知っていることで生じる情報バイアスやプラセボ効果を低減することができる．患者に加え，治療を行う医師やデータを解析して評価をする解析担当者などの試験実施者にも，どの患者がどの治療を受けているかをわからないようにしたのが**二重盲検**である．二重盲検では，試験参加者と試験実施者のどちらも治療の内容を知らないので，試験に参加する患者のみならず，試験実施者側に起因する情報バイアスをも低減することができる．

　盲検化は，情報バイアスやプラセボ効果の影響を低減するために非常に有効

図1

盲検化

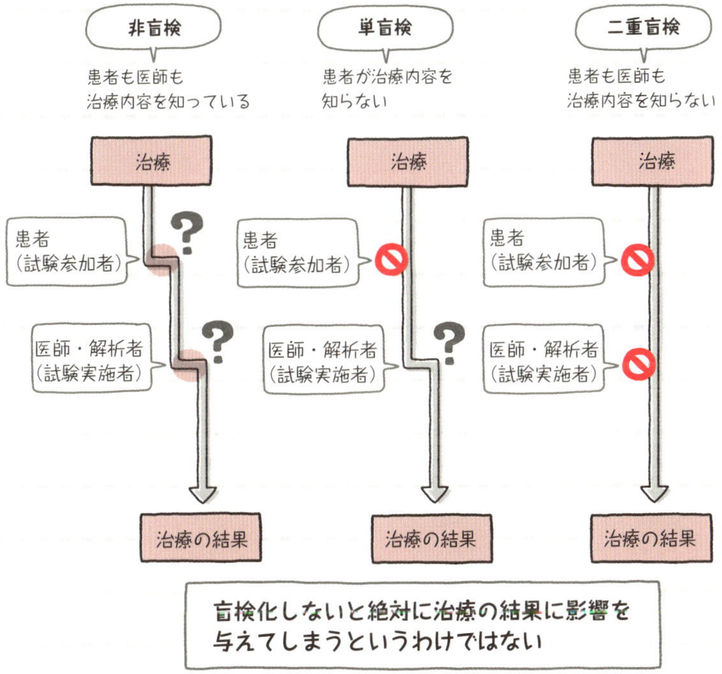

非盲検
患者も医師も治療内容を知っている

単盲検
患者が治療内容を知らない

二重盲検
患者も医師も治療内容を知らない

治療 → 患者（試験参加者） → 医師・解析者（試験実施者） → 治療の結果

盲検化しないと絶対に治療の結果に影響を与えてしまうというわけではない

な方法ではあるが，常に実施可能というわけではない．たとえば，手術と化学療法を比較するような臨床試験では，患者にも医師にも，どちらの治療が選ばれたのかが明示的にわかってしまうため，盲検化は不可能である．なお，盲検化をしないと必ず治療効果の評価が信頼できないわけではない．主観的な評価に依存しないハードなエンドポイントを用いる，測定のための統一基準を設けるなどの対策はある．

Chapter 7 盲検化とプラセボ

プラセボとは？

　新薬の有効性を評価するために，患者を新薬群と対照群にランダムに分けて投薬を行い，その結果をエンドポイントで比較する．この試験で患者や試験実施者にどちらの治療が選択されたかをわからなくする**盲検化**を行うためには，新薬を投与する群にも対照群にも同じように，どちらか判断のつかないようにしなくてはならない．そのために，対照群に割り付けられた患者にも，新薬と同じような特徴(たとえば，形，色，味など)をもった薬理作用のないものを服用させることがある．これを**プラセボ**という．プラセボは，外見や味などでは実際の薬と区別がつかないようになっており，これを対照群に投与することによって，患者，場合によってはさらに主治医にも，どちらが投与されているか区別できなくする．

　プラセボは，薬を服用する，治療を受ける，ということ自体で症状が改善する**プラセボ効果**を考慮できる点でも重要である．新しい薬剤を患者に投与して得られたエンドポイントの改善(治療効果)は，疾患の自然経過や併用治療などによる変動，プラセボ効果，新しい薬剤の効果など，さまざまな要素から構成される．

　対照群に何も投与しないと，対照群のエンドポイントの改善は，疾患の自然経過や併用治療などによる変動のみによる．そのため，対照群に何も投与せずに新薬群と対照群との間でエンドポイントの比較をすれば，両者の差は新しい薬の効果とプラセボ効果を合わせたものとなるかもしれない．新薬の効果を過大評価する恐れがあるのである．

　そこで対照群にプラセボを投与すれば，対照群の患者にもプラセボ効果は同様に現れるはずなので，新薬群と対照群のエンドポイントの差は新しい薬の効果のみとなる．プラセボを使うことにより新薬の効果を正確に評価できるのである．もし，すでに有効性が確立した既存薬が存在するような場合には，プラ

図1

プラセボとは？(1)

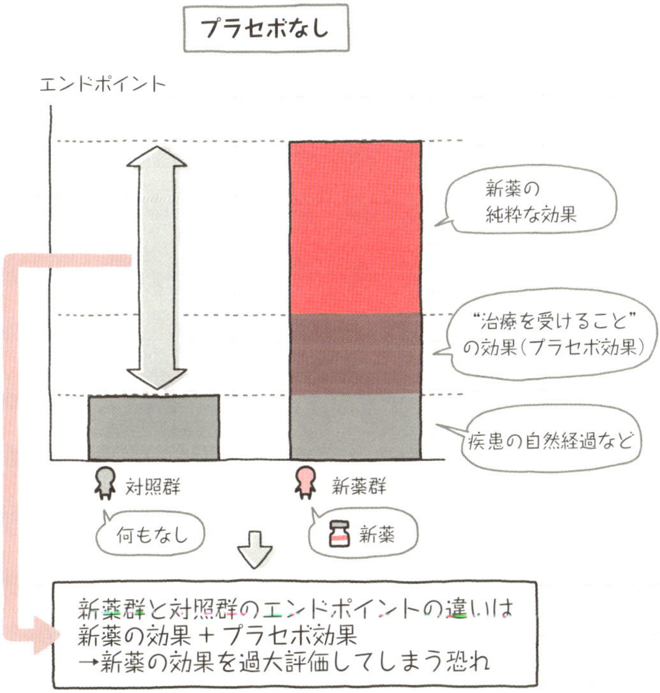

プラセボなし

エンドポイント

新薬の純粋な効果

"治療を受けること"の効果（プラセボ効果）

疾患の自然経過など

対照群　何もなし

新薬群　新薬

新薬群と対照群のエンドポイントの違いは
新薬の効果 ＋ プラセボ効果
→新薬の効果を過大評価してしまう恐れ

セボを使用することは倫理的に問題であるため，対照群には既存薬を投与する．そして，新薬群と対照群（既存薬群）の両者を比較して，既存薬より新薬のほうが優れているかを評価することになる．

図2 対照群にはプラセボを投与すると…

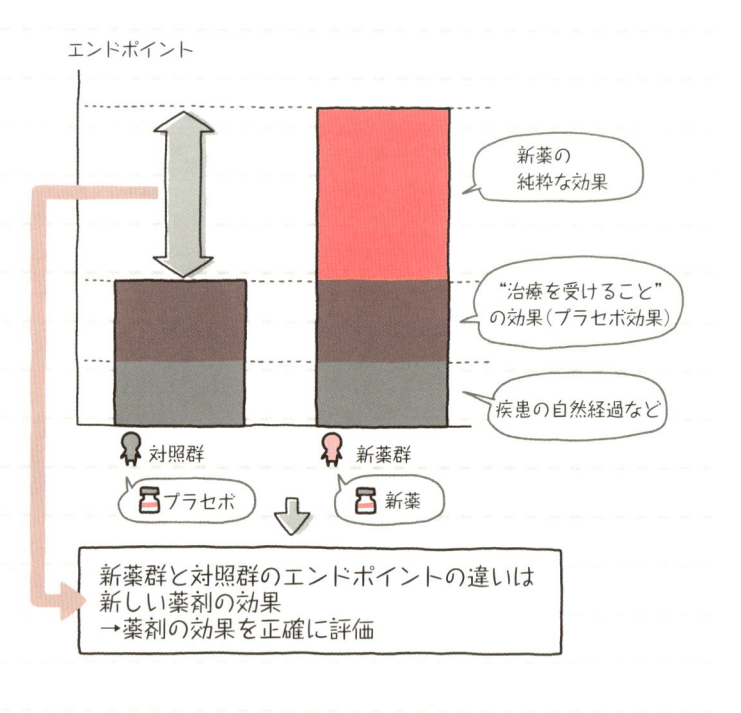

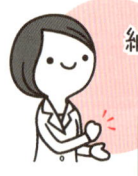

- 新薬の純粋な効果
- "治療を受けること"の効果（プラセボ効果）
- 疾患の自然経過など

対照群：プラセボ　新薬群：新薬

→ 新薬群と対照群のエンドポイントの違いは新しい薬剤の効果
→ 薬剤の効果を正確に評価

納得！

対照群の患者にもプラセボ効果は同じように現れているはず…新薬群と対照群のエンドポイントの差は新しい薬の効果だけになるんだ．

図3 対照群には既存薬を投与すると…

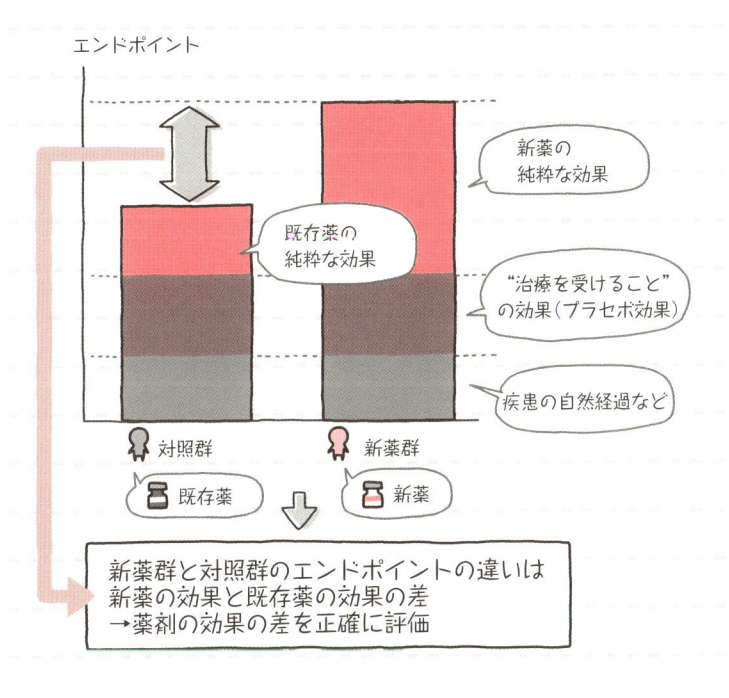

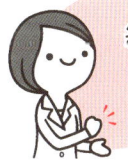

エンドポイント

- 新薬の純粋な効果
- 既存薬の純粋な効果
- "治療を受けること"の効果（プラセボ効果）
- 疾患の自然経過など

対照群：既存薬
新薬群：新薬

新薬群と対照群のエンドポイントの違いは新薬の効果と既存薬の効果の差
→薬剤の効果の差を正確に評価

納得！
有効な既存薬がある場合は，プラセボを使用することは倫理的に問題あり！　だから対照群には既存薬を投与するんだ．

1. 臨床試験のデザイン

case study

2. 臨床試験の結果をどう解釈するか？

A+B療法 v.s. A療法の臨床試験の結果

　ここまでは，Yがんに対する新しい治療A＋B療法と現在の標準治療A療法の有効性を比較する臨床試験を例にしながら，臨床試験のデザインや計画について説明した．ここからは，試験を行った結果をどのように解析して臨床的に意味のある結論を導いていくのか，そのために押さえておくべき考え方や注意点を説明していきたい．とくに1章の後半では，「検定」とは一体，どういう論理に基づいて行っているものなのか，有意差，p値，95％信頼区間などの言葉が何を意味するのかを中心に話を進めていく．

　以下は，最初で扱ったYがんに対するA+B療法とA療法のランダム化比較試験の例の続きである．

　この臨床試験には100人の患者が参加し，A+B療法に50人，A療法に50人の患者がランダムに割り付けられた（ランダム割り付け）．割り付けられた患者（試験参加者）たちには，割り付けられた結果の通り，A+B療法もしくはA療法が行われた．その結果，A+B療法が行われた50人のうち20人が奏効と判定された（奏効率40.0％，95％信頼区間26.4％〜54.8％）．また，A療法が行われた50人のうち10人が奏効と判定された（奏効率20.0％，95％信頼区間10.0％〜33.7％）．A+B療法とA療法の奏効率に関してカイ二乗検定を行ったところ，p値は0.0291であり「A+B療法とA療法の奏効率に有意差がある」との結論であった．

図1

例) A+B 療法 v.s. A 療法の臨床試験の結果

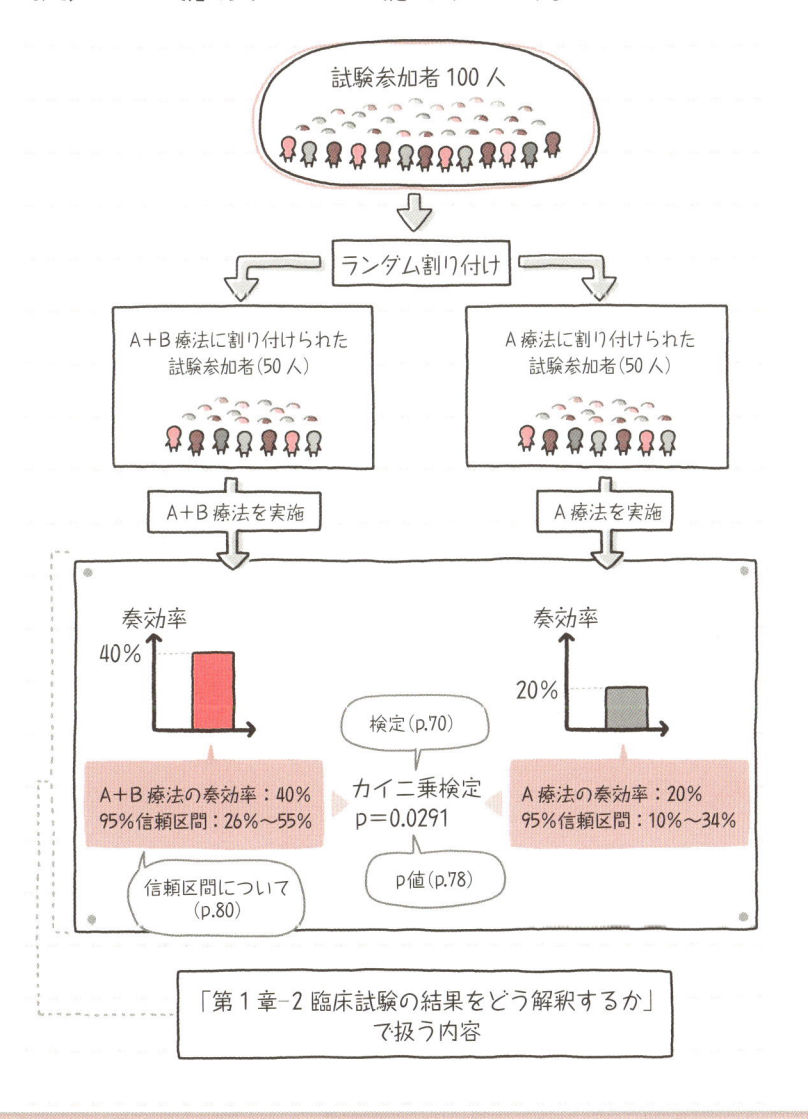

試験参加者 100 人

↓

ランダム割り付け

A+B 療法に割り付けられた試験参加者(50人) / A 療法に割り付けられた試験参加者(50人)

A+B 療法を実施 / A 療法を実施

奏効率 40%
A+B 療法の奏効率：40%
95%信頼区間：26%〜55%

検定(p.70)
カイ二乗検定
p＝0.0291

奏効率 20%
A 療法の奏効率：20%
95%信頼区間：10%〜34%

信頼区間について(p.80)
p値(p.78)

「第1章-2 臨床試験の結果をどう解釈するか」で扱う内容

♣ Chapter 8 （仮説）検定とは？

仮説が正しいことを
証明することは難しい!?

　臨床試験や疫学研究の結果を示す際には，「検定」がつきものである．「○○検定を行った結果，p値は0.035であり，新しい薬は，既存薬よりも有意に優れた有効性を示した」という記述は学会発表や論文でよくみられる．このような記述をみると，2つの治療や薬剤の有効性などを比較して，両者に差があるか，ないかを確かめるための方法が検定ということは見当がつくが，ここでは検定がどのような考え方に基づき行われているかを説明していきたい．

　第1章-1で説明したとおり，人を対象とした臨床研究では，環境が統制された実験室で実施される基礎実験とは異なり，さまざまなバラツキが生じることが避けられない．このようにバラツキが存在する状況で，治療の有効性や安全性を適切に評価するための統計学的手法が検定である．たとえば，「新しい治療が，これまでの治療よりも高い有効性がある」，「定期的な運動習慣が大腸がんの発生を抑制する」といった仮説を立てる．そして，その仮説が正しいかどうかを実際に集めてきたデータで確かめるのである（統計的仮説検定）．

　しかし，集めてきたデータを使って自分たちが設定した仮説が正しいことを示すことは意外と難しい．たとえば「どの白鳥もみんな白い」という仮説を考えてみよう．この仮説が正しいかどうかを確かめるために100羽の白鳥を集めてきたとする．この100羽の白鳥がすべて白ければ，世界にいる白鳥はみんな白いといってしまってよいだろうか？　100羽ではなく1,000羽の白鳥を集めてきて，その1,000羽がすべて白ければ「どの白鳥もみんな白い」と結論してもよいだろうか？　世の中には黒い白鳥もたくさんいるのに，今回捕まえてきた1,000羽がたまたま白かっただけという可能性はないだろうか？　このように，集めてきたデータ（捕まえてきた1,000羽の白鳥）が，仮説に反しない結果（みんな白い）だったとしても，それをもって仮説（どの白鳥もみんな白い）が正しいということを示すのは困難である．しかし，仮説を否定することは容易であ

図1

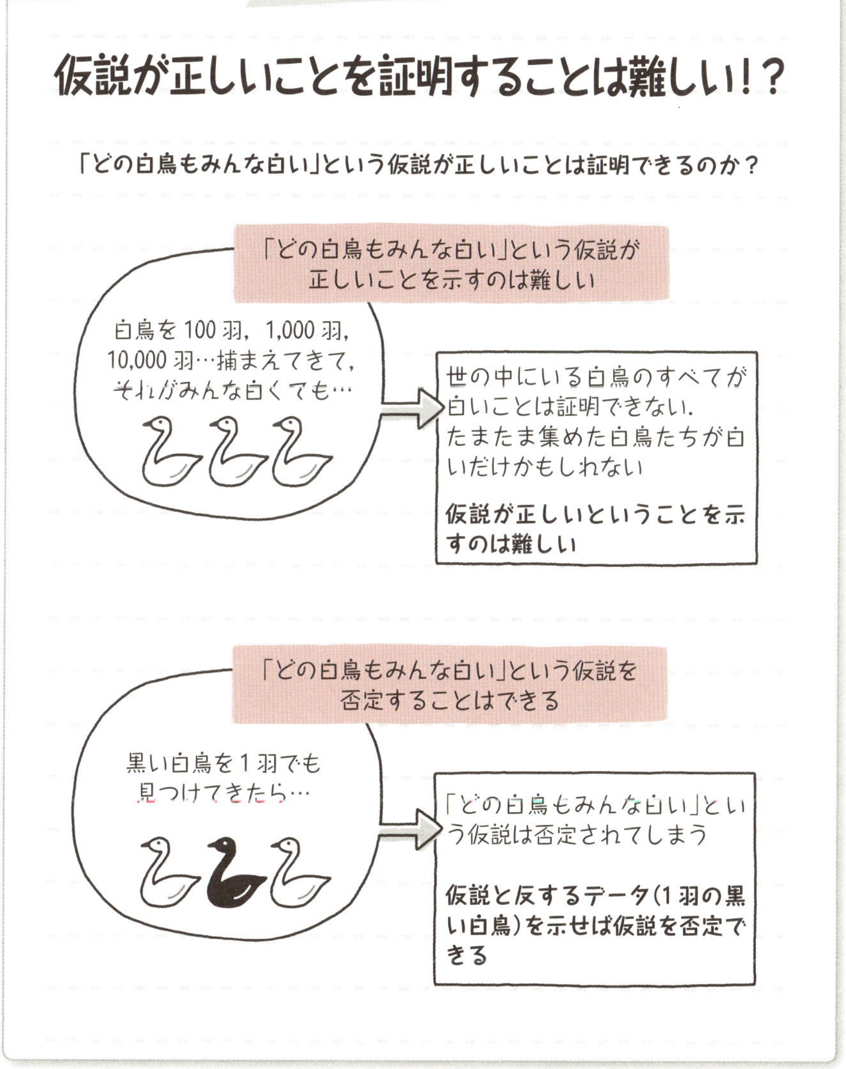

仮説が正しいことを証明することは難しい！？

「どの白鳥もみんな白い」という仮説が正しいことは証明できるのか？

「どの白鳥もみんな白い」という仮説が
正しいことを示すのは難しい

白鳥を100羽，1,000羽，10,000羽…捕まえてきて，それがみんな白くても…

→ 世の中にいる白鳥のすべてが白いことは証明できない．たまたま集めた白鳥たちが白いだけかもしれない

仮説が正しいということを示すのは難しい

「どの白鳥もみんな白い」という仮説を
否定することはできる

黒い白鳥を1羽でも見つけてきたら…

→ 「どの白鳥もみんな白い」という仮説は否定されてしまう

仮説と反するデータ（1羽の黒い白鳥）を示せば仮説を否定できる

る．「どの白鳥もみんな白い」という仮説は，黒い白鳥を1羽見つけてくるだけで否定することができる．つまり，実際のデータが仮説と矛盾することを示せばいいのである．

Chapter 8 (仮説)検定とは？

帰無仮説と対立仮説

　検定で検証する仮説のことを**帰無仮説（きむかせつ）**という．ここでは，「どの白鳥もみんな白い」という仮説を帰無仮説として設定しよう．この帰無仮説が真実と合致しているかどうかを確かめるために，白鳥を1,000羽捕まえてくる．これらの白鳥を対象として，帰無仮説である「どの白鳥もみんな白い」が当てはまるかどうかを検討するのである．

　1,000羽の白鳥の色を調べたとき，その結果は「どの白鳥もみんな白い」と「白くない白鳥もいる」のどちらかである．まず，どの白鳥も白かった場合を考えてみよう．どの白鳥も白いというのは，帰無仮説「どの白鳥もみんな白い」に矛盾するようなデータがないということである．しかし，前項でも説明したとおり，仮説と矛盾しないデータからは仮説が正しいことを示すことはできない．今回捕まえてきた1,000羽の白鳥がたまたま白かっただけで，他の地域には白くない白鳥がいるかもしれないし，やはり本当にどこを探しても白い白鳥しかいないかもしれない．つまり，帰無仮説がデータと矛盾しない場合，帰無仮説が正しいとも誤っているとも結論できないのである．

　では次に，1,000羽の白鳥のうち，何羽か黒い白鳥がいた場合を考えよう．黒い白鳥がいるということは，帰無仮説「どの白鳥もみんな白い」と矛盾したデータがあるということである．「どの白鳥もみんな白い」という帰無仮説は真実でないということで否定される．これを**棄却（ききゃく）**という．「どの白鳥もみんな白い」が棄却されると，「すべての白鳥が白いわけではない（白くない白鳥もいる）」という仮説が成り立つことが示されたことになる．帰無仮説を棄却することで結果的に成り立つ仮説のことを**対立仮説**という．

　次の項では，帰無仮説と対立仮説の考え方を使って実際にどのようにして薬や治療の有効性を検討していくのかを具体的に説明していく．

図1

帰無仮説と対立仮説

```
       帰無仮説を設定する
              ↓
        データを集める
              ↓
```

解析 　実際のデータに対して帰無仮説が当てはまるかを検討する

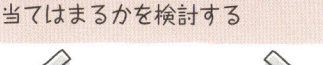

　　　　　↙　　　　　↘

結果 　1. データは帰無仮説と矛盾しない　　2. データは帰無仮説と矛盾する

　　　　　↓　　　　　↓

帰無仮説は？ 　棄却されない　　棄却される（＝対立仮説が採択）

　　　　　↓　　　　　↓

結論 　帰無仮説は正しいとも誤っているともいえない　　帰無仮説は誤っている（＝対立仮説が正しい）

Point！

「よって帰無仮説は棄却されます」．学会の会場で何度も聞く言葉だ．帰無仮説を否定(棄却)することで自分の仮説を証明する．なんだか回りくどいね．"棄却"というのは捨て去るという意味だから悪いイメージに聞こえるかもしれないけど，「帰無仮説は棄却されます」というのは「私の最初の仮説は正しかった」ということだ．

図1

どの白鳥もみんな白い場合
（＝帰無仮説と矛盾するデータがない）

- 真実に対する「仮説」
  - **帰無仮説**：どの白鳥もみんな白い（白い白鳥しかいない）
  - **対立仮説**：どの白鳥も白いわけではない（白くない白鳥もいる）

- 集めたデータ
  - みんな白い（帰無仮説に矛盾するデータなし）
  - 捕まえてきた白鳥たち

- 導かれる結論
  - **帰無仮説**：どの白鳥もみんな白い（白い白鳥しかいない）
  - **対立仮説**：どの白鳥も白いわけではない（白くない白鳥もいる）

どちらともいえない（白い白鳥しかいないかもしれないし，白くない白鳥がいるかもしれない）

納得！ 帰無仮説が正しいことを示すことは意外と難しい．

図2

白くない白鳥がいる場合
（＝帰無仮説と矛盾するデータがある）

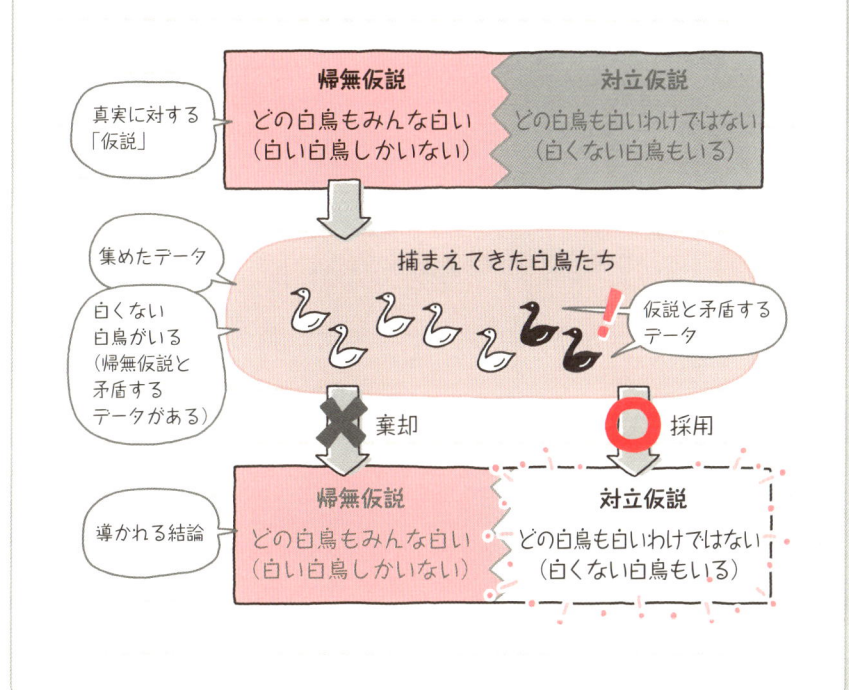

真実に対する「仮説」
- **帰無仮説**：どの白鳥もみんな白い（白い白鳥しかいない）
- **対立仮説**：どの白鳥も白いわけではない（白くない白鳥もいる）

集めたデータ：捕まえてきた白鳥たち
- 白くない白鳥がいる（帰無仮説と矛盾するデータがある）
- 仮説と矛盾するデータ

❌ 棄却 / ⭕ 採用

導かれる結論
- **帰無仮説**：どの白鳥もみんな白い（白い白鳥しかいない）
- **対立仮説**：どの白鳥も白いわけではない（白くない白鳥もいる）

納得！ 帰無仮説と矛盾するデータがあれば，帰無仮説を棄却することができるんだね．

Chapter 8 （仮説）検定とは？

帰無仮説と対立仮説 [A＋B療法とA療法の比較]の場合

　A＋B療法とA療法の奏効率を比較する臨床試験に戻って考えてみよう．この試験で確かめたいのは「Yがん患者に対するA＋B療法の奏効率とA療法の奏効率は違う」かどうかである．しかし，これをそのまま帰無仮説として設定することはできない．検定では，帰無仮説が正しい，という結論は導けないからである．棄却できたら結果的に，本当に明らかにしたいことが示せるという形がよい．そこで，この試験では帰無仮説を「Yがん患者に対するA＋B療法の奏効率とA療法の奏効率は同じ」と設定する．この帰無仮説を検証するために，Yがん患者を対象にA＋B療法，もしくはA療法を行い，それぞれの奏効率を調べる．その結果が，A＋B療法とA療法の奏効率が同じとは考えられないような結果であれば，この帰無仮説は棄却される．すると，対立仮説「Yがん患者に対するA＋B療法の奏効率はA療法の奏効率と同じとはいえない（A＋B療法の奏効率とA療法の奏効率は異なる）」を示すことができる．もし，治療結果が帰無仮説と矛盾するものでなければ，帰無仮説が棄却できず，A＋B療法の奏効率とA療法の奏効率が同じなのか，異なるのか，どちらとも結論がだせない．

　このように，治療や薬剤の効果を比べるような臨床試験では，「新しい治療法とこれまでの治療法には効果の違いはない」という帰無仮説を設定して，検定によってそれが棄却されれば「2つの治療法の間に効果の違いがある」という対立仮説を採用するし，それによって新しい治療法がこれまでの治療法よりも効果が優れている，とする流れが一般的である．

図1

［A＋B療法とA療法の比較］の場合

目的に対応した帰無仮説を設定
例）A＋B療法の奏効率とA療法の奏効率は同じ

↓

データを収集
例）患者100人をA＋B療法群とA療法群にランダムに割り付け，それぞれ治療を行う

↓

帰無仮説がデータと矛盾しているかどうか調べる

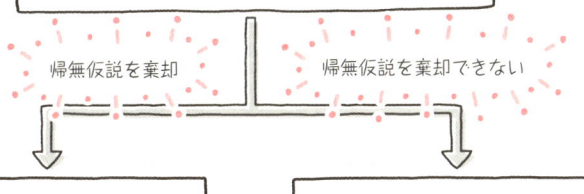

├─ 帰無仮説を棄却 ─┐   ├─ 帰無仮説を棄却できない ─┐

対立仮説が採用される
例）A＋B療法の奏効率と
　　A療法の奏効率は異なる

何ともいえない
例）A＋B療法の奏効率と
　　A療法の奏効率は同じ
　　とも異なるともいえない

納得！

検定で「新しい治療法とこれまでの治療法には効果の違いはない」という帰無仮説が棄却されれば対立仮説を採用！　これで，新しい治療法の効果が優れているといえるんだね．

Chapter 8 (仮説)検定とは？

p値

　帰無仮説がデータと矛盾しているかどうかを判断するためにp値が用いられる．p値とは，もし帰無仮説が正しいと仮定した場合に実際にそのデータが得られる確率を表しており，実際に集めたデータに対して統計的に計算される．

　具体的に例を挙げて説明しよう．あるコインを投げて，裏と表の出る確率が同じかどうかを調べる状況を考えてみる．「コインの裏と表が出る確率が同じ」という帰無仮説を設定してコインを5回投げてみたところ，5回とも表が出たとしよう．この場合のp値はいくつか．「コインの裏と表が出る確率は同じ」という帰無仮説が正しいとすれば，コインを1回投げて表が出る確率は1/2（50％）である．すると，5回投げて5回とも表が出る確率は$(1/2) \times (1/2) \times (1/2) \times (1/2) \times (1/2) = 1/32 (\fallingdotseq 0.031)$となる．つまりp値は（約）3.1％である．この3.1％という値は，もし「コインの裏と表が出る確率が同じ」という帰無仮説が正しいとすると，5回投げて5回とも表がでるのが非常にまれであることを示している．このような結果が得られたとき，どう考えるのが妥当だろうか．100回に3回程度(3％)くらいの非常にまれな現象が起こった，という可能性も完全否定できないが，ふつうは「コインの裏と表が出る確率は同じ」という帰無仮説が誤っているのではないかと考えて棄却し，「コインの裏と表が出る確率は同じではない」という対立仮説を採用するのである．つまり，実験に使ったコインに重さの偏りがあるなど，何らかの理由があって表が出やすくなっているのではないか，と判断するのである．

　では，p値がいくつよりも小さい値であれば帰無仮説を棄却するのか．検定では，あらかじめ閾値を決めておき，p値がその閾値よりも小さいかどうかで，帰無仮説を棄却できるかどうかを判断する．この閾値のことを有意水準と呼

図1

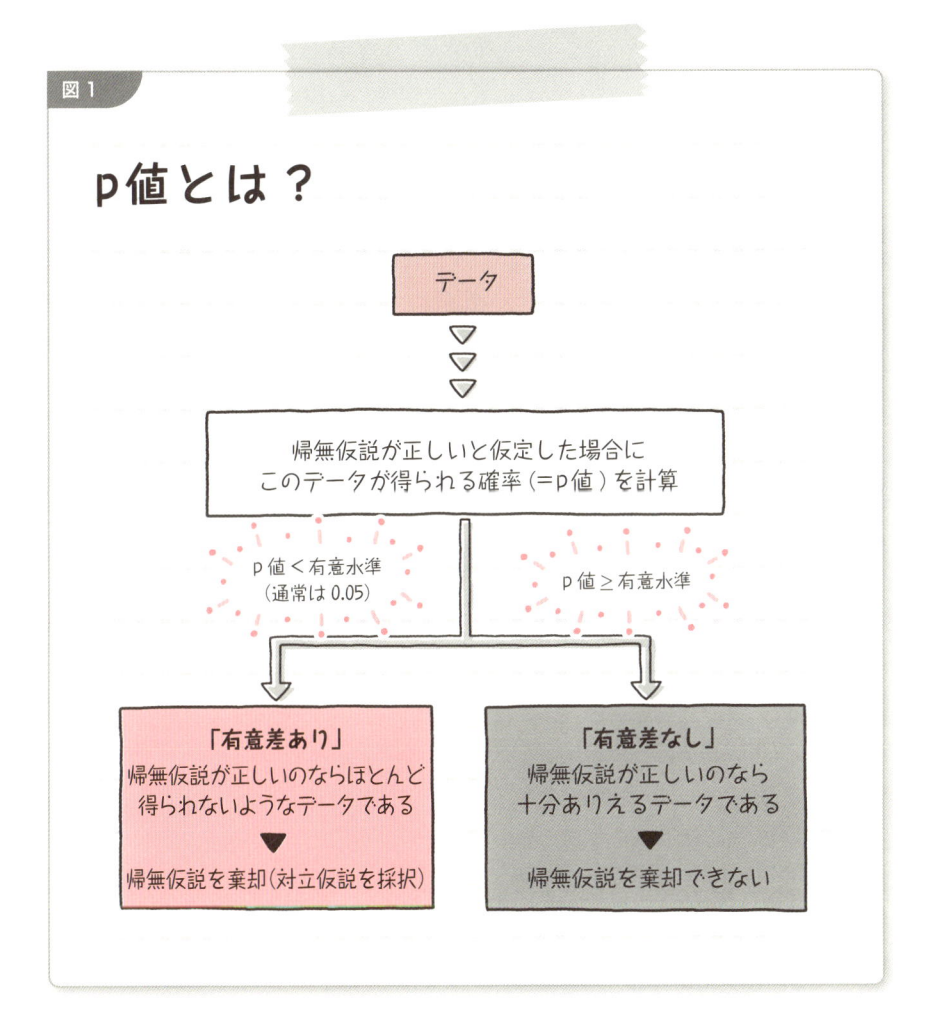

p値とは？

```
        データ
          ▽
          ▽
          ▽
┌─────────────────────────────────┐
│ 帰無仮説が正しいと仮定した場合に    │
│ このデータが得られる確率（=p値）を計算 │
└─────────────────────────────────┘
    p値＜有意水準          p値≧有意水準
    （通常は0.05）
         │                    │
         ▼                    ▼
┌──────────────────┐  ┌──────────────────┐
│   「有意差あり」     │  │   「有意差なし」     │
│ 帰無仮説が正しいのならほとんど │  │ 帰無仮説が正しいのなら  │
│ 得られないようなデータである │  │ 十分ありえるデータである │
│         ▼          │  │         ▼          │
│ 帰無仮説を棄却（対立仮説を採択） │  │ 帰無仮説を棄却できない │
└──────────────────┘  └──────────────────┘
```

び，0.05（5％）と設定するのが一般的である．p値が有意水準未満であれば，帰無仮説が正しいという仮定のもとでは，非常にまれな，まず起こらないような結果が得られたことを意味しており，帰無仮説が実際のデータと矛盾していると考え，棄却する．もしp値が閾値よりも小さければ有意であるという．p値が有意水準よりも大きければ，帰無仮説が正しいという仮定のもとで十分起こりえる，ありえるデータであることを示しており，帰無仮説を棄却することができない．このように，p値は帰無仮説がデータと矛盾しているかどうかを判断し，帰無仮説を棄却するかどうかを決める基準となる．

Chapter 8 （仮説）検定とは？
信頼区間について

　前項でも説明したとおり，試験で得られた結果を，同じ疾患をもつ患者に適用するためには，試験に参加する患者は，ターゲットと想定している集団（母集団）を均質に反映していなくてはならない（代表性）．そうすれば，試験で得られた結果を母集団に対して適用できるのである．50人にA+B療法，残り50人にA療法を実施して奏効率を比較する試験を行ったのは，もしこの試験でA+B療法がA療法より優れているということが示されれば，その結論を（たとえば）日本に住む，stage Ⅲ，stage ⅣのYがん患者全体に適用することができるためである．

　では，日本に住むstage Ⅲ，stage ⅣのYがん患者全員に対してA+B療法を行ったとして，果たして，どのくらいの人に奏効するだろうか．これが，本当は最も知りたい「真の奏効率」であるが，Yがん患者全員にA+B療法を行う臨床試験は実現不可能であり，実際には知ることはできない．しかし，Yがん患者全体から選ばれた試験参加者50人に対してA+B療法を行った結果である奏効率（40％）は，この真の奏効率にある程度近い推定値であることが期待される．そして，この奏効率40％という値には，どのくらいの精度があるのか．それを表したのが **95％信頼区間** である．95％信頼区間は，同じ臨床試験を繰り返し何度も行った場合，それらのうち95％において，真の奏効率を含むという区間のことである．

　信頼区間は得られた結果の精度を表しており，信頼区間が狭ければ狭いほど，その結果の精度は高いといえる．そのため，奏効率や生存率などの結果を示す際には95％信頼区間も併せて示されることが多い．

図1

信頼区間について

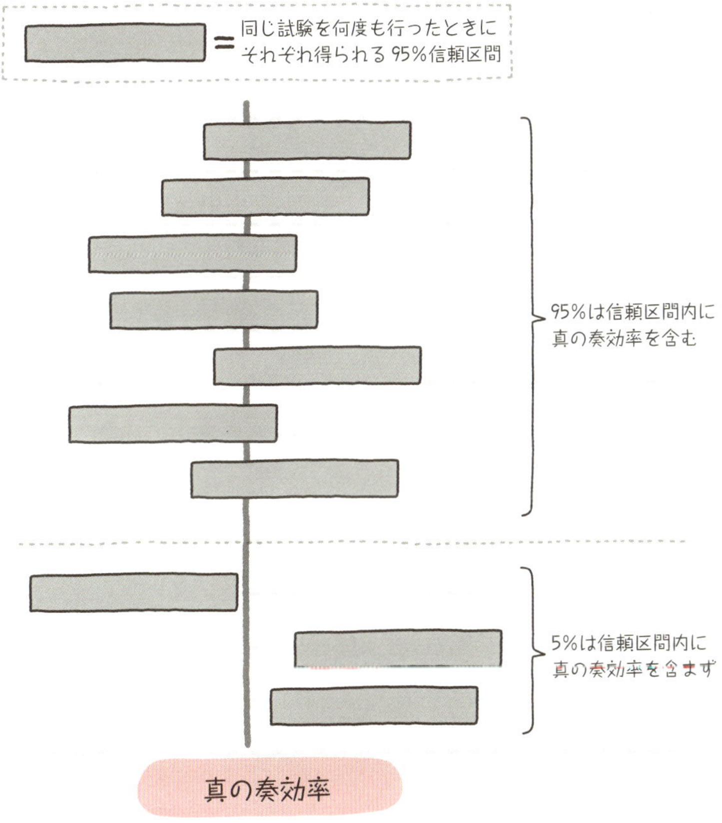

□ = 同じ試験を何度も行ったときにそれぞれ得られる95％信頼区間

95％は信頼区間内に真の奏効率を含む

5％は信頼区間内に真の奏効率を含まず

真の奏効率

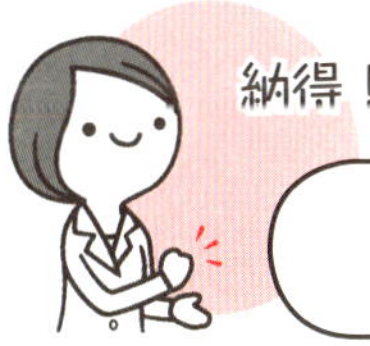

納得！

95％信頼区間とは，同じ試験を何度も行ったときに95％が真の奏効率を含むという区間のことなんだ．

Chapter 8 （仮説）検定とは？

検定の誤り

　検定は，いつも正しい結果を出すわけではない．真実とは異なる，誤った結果を出してしまうこともある．A+B療法とA療法の奏効率を比べる臨床試験の例に戻って考えてみよう．

　この臨床試験では，「Yがん患者に対するA+B療法の奏効率とA療法の奏効率は同じ」という帰無仮説を検定することになるのだが，考えうる"真実"としては「A+B療法の奏効率とA療法の奏効率は同じ」と「A+B療法の奏効率とA療法の奏効率は異なる」の2つの場合がありうる．

　まず，「A+B療法の奏効率とA療法の奏効率は同じ」が真実である場合を考えてみよう．この場合，帰無仮説は正しいので，検定では帰無仮説を棄却せず，「有意差なし」という結果が出るべきである．しかし，A+B療法の奏効率とA療法の奏効率が本当は同じであるにもかかわらず，誤って帰無仮説を棄却してしまい，「A+B療法の奏効率とA療法の奏効率は異なる」という結果を出してしまうことがある．このように，本当は帰無仮説が正しいのに間違って棄却してしまう「誤り」を α エラー（第一種の過誤）という．本当は有効ではない治療を，誤って有効であると判定してしまう誤りである．α エラーとは，有意水準と同義であり，検定を行う際に事前に設定する．0.05（5％）と設定されるのが通常である．

　次に，「A+B療法の奏効率とA療法の奏効率は異なる」が真実である場合を考えてみよう．この場合，帰無仮説は誤っているので，検定では帰無仮説を棄却し，「有意差あり」という結果が出るべきである．しかし，本当はA+B療法の奏効率とA療法の奏効率が異なるにもかかわらず，検定で誤って帰無仮説を棄却しないという誤りがある．これが β エラー（第二種の過誤）である．本当は有効な治療を誤って無効だと判定してしまう，つまり見逃してしまう誤りである．

図1 検定の誤り

真実	A+B療法の奏効率とA療法の奏効率は同じ（帰無仮説が正しい）		A+B療法の奏効率とA療法の奏効率は異なる（帰無仮説が誤っている）	
検定	帰無仮説を棄却しない	帰無仮説を棄却 A+B療法の奏効率≠A療法の奏効率	帰無仮説を棄却しない	帰無仮説を棄却 A+B療法の奏効率≠A療法の奏効率
検定の結果は？	正しい ○ 真実と検定結果が一致	第一種の過誤（αエラー） × 帰無仮説が正しいのに棄却してしまう	第二種の過誤（βエラー） × 帰無仮説が誤っているのに棄却しない	正しい ○ 真実と検定結果が一致 例）本当に効く治療を正しく効くと判定

　本当は有効でない治療を，誤って有効と判断しないようにαエラーの水準を厳しくすると，本当は有効な治療を誤って有効でないと判断してしまうβエラーは大きくなる．本当は有効な治療を正しく有効と判定できるようにβエラーを小さくしようとすると，本当は有効でない治療を誤って有効と判断するαエラーが大きくなってしまう．つまり，どちらのエラーも同時に小さくすることはできない．データにはバラツキが避けられない以上，検定では，誤った結果を出してしまう可能性も許容したうえで，どこかで線を引いて判断しなくてはならないのである．

Chapter 8 （仮説）検定とは？
症例数（サンプルサイズ）設計

　臨床試験をはじめとする介入研究では，効果があるかまだわからない治療を患者に対して行い，その効果を検証するため，対象となる患者は治療効果を確実に評価できる最小限の人数でなくてはならない．そこで，臨床試験では目的を達成するためにどれだけの患者（試験参加者）が必要かを見積もる症例数（サンプルサイズ）設計が必須となる．今回のA+B療法とA療法の第Ⅱ相試験の例では，以下のように記述されている．

目標症例数 110 例（各群 55 例）

　過去に行われた試験結果から，本試験におけるA+B療法群の奏効率を40％，A療法群の奏効率を15％と推測した．試験の有意水準を5％，検出力を80％とする．各群49例，合計で98例の計算となった．脱落例を考慮して各群55例，合計110例を目標症例数として設定する．

　症例数の設計は，プライマリ・エンドポイントにおける両群の治療効果の見積もりが重要となる．今回の例ではプライマリ・エンドポイントは奏効率である．A+B療法とA療法，それぞれでどのくらいの奏効率が見込めるのかを，過去の類似試験の結果などを基に推定する．ここでは，過去の試験結果を基に，A+B療法の奏効率が40％，A療法の奏効率が15％と見積もっている．次に，どれほど「確実に」治療効果を評価できるかという基準を設定する．つまり，有効な治療を正しく「有効である」と判定し，無効な治療を正しく「無効である」と判定することである．そこで，症例数設計では，αエラー，βエラーの水準をそれぞれ設定する．αエラーは0.05，βエラーは0.1〜0.2の間で設定されることが多い．今回の例ではαエラーを0.05，βエラーを0.1と設定している．A+B療法とA療法の期待される奏効率の見積もり，αエラーとβエ

図1

症例数設計のためのステップ

1. プライマリ・エンドポイントは？
　→奏効率

2. 期待される効果を見積もる
　→ A+B療法：40%，A療法：15%（奏効率）

3. 検定の水準を決める
　→ αエラー：0.05，βエラー：0.1

ラーを設定して，必要な症例数を設計すると，各群49例，合計で98例が必要との結果になる．実際の試験では，同意撤回や脱落例などがあることを考慮して，ここから少し多めの症例数を最終的な目標症例数とする．例では各群6例多い各群55例，合計110例を目標症例数として設定している．今回は奏効率の例で説明したが，生存期間など，ほかのタイプのエンドポイントであっても基本的な考え方は同じである．

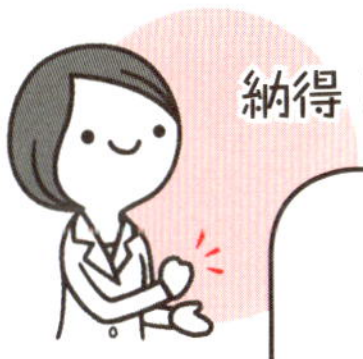

納得！

サンプルサイズ設計を簡単にする方法として，統計ソフトやSWOGのホームページなどでサンプルサイズ設計を行うことができる．でも，生物統計家に相談するのがオススメ!!

Chapter 8 （仮説）検定とは？

検定まとめ

　本章では，統計学的仮説検定の考え方を説明した．今回の例で挙げた臨床試験では，A+B療法の奏効率が40.0%（95%信頼区間26.4%〜54.8%），A療法群の奏効率が20.0%（95%信頼区間10.0%〜33.7%）であった．そして，「A+B療法の奏効率とA療法の奏効率は同じである」という帰無仮説を検定した結果，p値が0.0291で棄却された．つまり，「A+B療法の奏効率とA療法の奏効率は異なる」という対立仮説が採択されたことになる．

　臨床研究の論文を読んでいると，さまざまな検定方法が出てきて混乱することがあるかもしれない．しかし，どの検定も基本的には，本項で説明したとおり，実際に得られたデータのp値を計算して，そのp値を基に，設定した帰無仮説とデータが矛盾するかどうかを調べているということは同じである．2つのグループの平均値を検定するt検定，割合を検定するカイ二乗検定，生存曲線を比較するlog-rank検定などが代表的手法であるが，これらはすべて根本は同じ考え方に基づいており，エンドポイントの種類に応じた適切な検定方法が用いられているのである．

　また，治療効果を確実に評価できる最小限の患者数を見積もるための症例数設計も，検定の考え方に基づいて行われる．期待される効果の大きさと検定の水準（αエラーとβエラー）から必要症例数を計算できるのである．

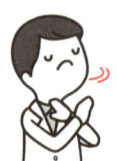

No Good！

A+B療法とA療法の奏効率を比較する場合，p値が小さければ小さいほど，A+B療法がより有効と考えるのは間違いだ．p値は，もし帰無仮説が正しいと仮定した場合に，実際にそのデータが得られる確率のことなんだ．

覚えておこう

帰無仮説
- 検定で検証する仮説
  → 例：A+B療法の奏効率とA療法の奏効率は同じ

対立仮説
- 帰無仮説が棄却されると，その結果，採択される仮説
  → 例：A+B療法の奏効率とA療法の奏効率は同じではない

検定
- 実際に集めたデータと帰無仮説が矛盾しないかどうかを調べること

p値
- もし帰無仮説が正しいと仮定した場合に，実際にそのデータが得られる確率．帰無仮説がデータに矛盾しているかどうかを判断する基準となる

検定の誤り
- 検定は，いつも正しい結果を出すとは限らない．一定の確率（αエラーとβエラー）で誤った結果を出してしまう

αエラー
- 本当は有効ではない治療を，誤って有効であると判定してしまう誤り

βエラー
- 本当は有効な治療を，誤って無効であると判定してしまう誤り

症例数設計
- 治療効果を検証できる必要最小限の患者数を見積もること．予測される治療効果の大きさ，検定の水準（αエラーとβエラー）を設定することで必要症例数が計算できる

Chapter 9 治療効果に影響を与える因子を考慮するには？

治療効果に影響を与える因子を考慮する方法

　今回の臨床試験の例は，YがんのをA+B療法群とA療法群にランダムに割り付けて，それぞれの群の奏効率を比較するというデザインである．どちらの治療を行うかをランダムに割り付けることにより，A+B療法群とA療法群は，治療法以外の条件は均質であることが期待される(p.44)．そのため，A+B療法群とA療法群の奏効率を比較して両者に差があれば，それは治療法に起因すると考えることができるのである．

　ランダム割り付けは，患者の背景因子や担当医の判断によらず，確率的に行われるため，治療の効果に影響を与えるような因子，たとえば施設，PS，stage，年齢などについても，A+B療法群とA療法群に均等に分けられ，同じような集団になるはずである．これらの因子のうち，施設，PS，stageは割り付けを行う時点で割り付け調整因子として考慮されており，A+B療法群とA療法群で均等に分かれるような配慮が割り付け時になされている．

　しかし，実際にランダム割り付けを行ってみると，これら3つの因子以外にも治療の効果に影響を与える因子がA+B療法群とA療法群のどちらかに偶然偏ってしまうことがある．たとえば，A療法群に比較的，高齢の患者が多く割り付けられ，A+B療法群に比較的，若年の患者が多く割り付けられることもあるかもしれない．この場合，A+B療法群とA療法群の奏効率を単純に比較しても適切にA+B療法の効果を評価することができるだろうか．A療法群に比べてA+B療法群の奏効率が高かったとしても，それは治療法の違いではなく年齢が若いためだと考えられないだろうか．

　そこで，集めたデータを解析する段階で，このような因子の影響を考慮する必要がある場面があるかもしれない．そこで用いられる代表的な手法が層別解析と回帰分析である．

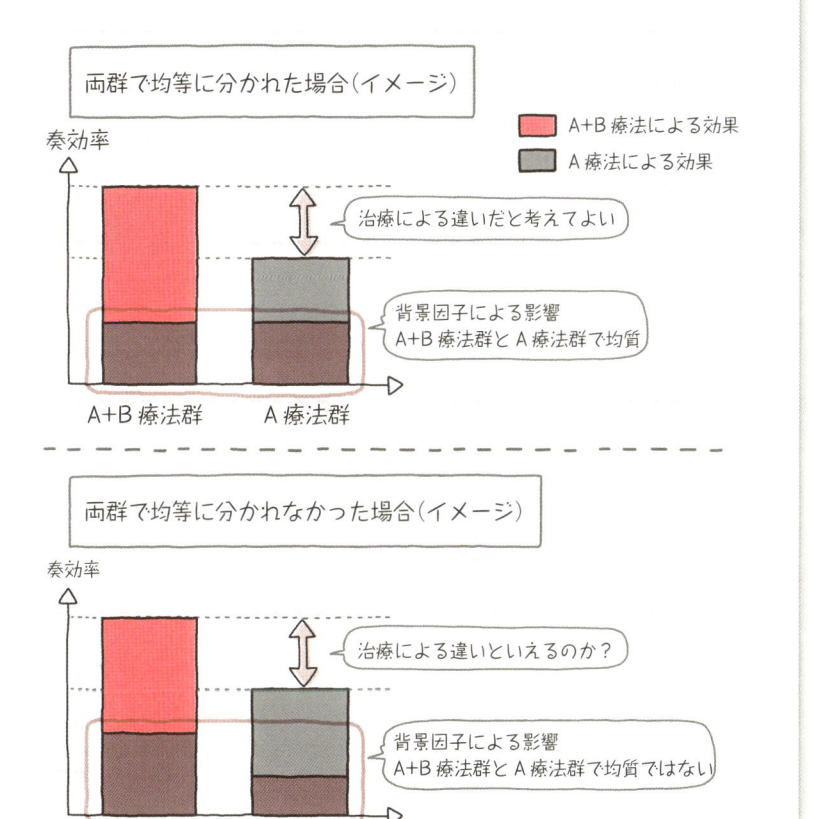

図1 治療効果に影響を与える因子を考慮する方法

両群で均等に分かれた場合（イメージ）

奏効率

- A+B療法による効果
- A療法による効果

治療による違いだと考えてよい

背景因子による影響
A+B療法群とA療法群で均質

A+B療法群　　A療法群

両群で均等に分かれなかった場合（イメージ）

奏効率

治療による違いといえるのか？

背景因子による影響
A+B療法群とA療法群で均質ではない

A+B療法群　　A療法群

注意しよう

治療効果に影響を与える因子を考慮する方法は，層別解析と回帰分析などが用いられる．

2. 臨床試験の結果をどう解釈するか？

Chapter 9 治療効果に影響を与える因子を考慮するには？

層別解析

　がんの進行度や年齢など，治療の効果（アウトカム）に影響を与える因子がA+B療法群とA療法群で偏ってしまうと，治療効果を単純に比較することができない．そこで，そのような因子に従って患者をグループ（層）に分けて，それぞれの層のなかでA+B療法とA療法の比較を行い，その結果をすべての層に関してまとめるのが層別解析（stratified analysis）である．いくつかの層で分けることにより，より均質な集団同士でA+B療法とA療法の効果を比較することができる．

　図1で示した例は，A+B療法群にstage IVの患者が多く割り付けられてしまった場合である．全体では，A+B療法群とA療法群の奏効率は同じくらいである．しかし，奏効率に影響を与えると考えられるstageの割り付けがA+B療法群とA療法群で偏っているので，対象者をstage IIIとstage IVのグループ（層）に分けて，それぞれの層においてA+B療法とA療法の奏効率を比較してみる．すると，stage IIIの患者においても，stage IVの患者においても，A+B療法の奏効率はA療法の奏効率よりも高いという結果が得られた．

　stageという層を考慮しない，全体の奏効率がA+B療法群とA療法群で差がないのは，奏効率が低くなるstage IVの患者が占める割合がA+B療法群のほうで多かったためであると考えられる．層別解析は各層の結果をすべて併合して患者全体の結果としてまとめるが，層ごとに治療の効果が大きく異なるようであれば，層別解析を行うことは適切ではない．

　層別解析は，アウトカムに影響を与える可能性のある因子がどちらかの群に偏ってしまった場合に，同じようなグループ（層）で比較を行い，その結果をまとめることで偏りを調整する手法である．シンプルで直感的であるが，多くの因子を同時に考慮することは難しい．いくつもの因子で層を作ると，一つひと

図1

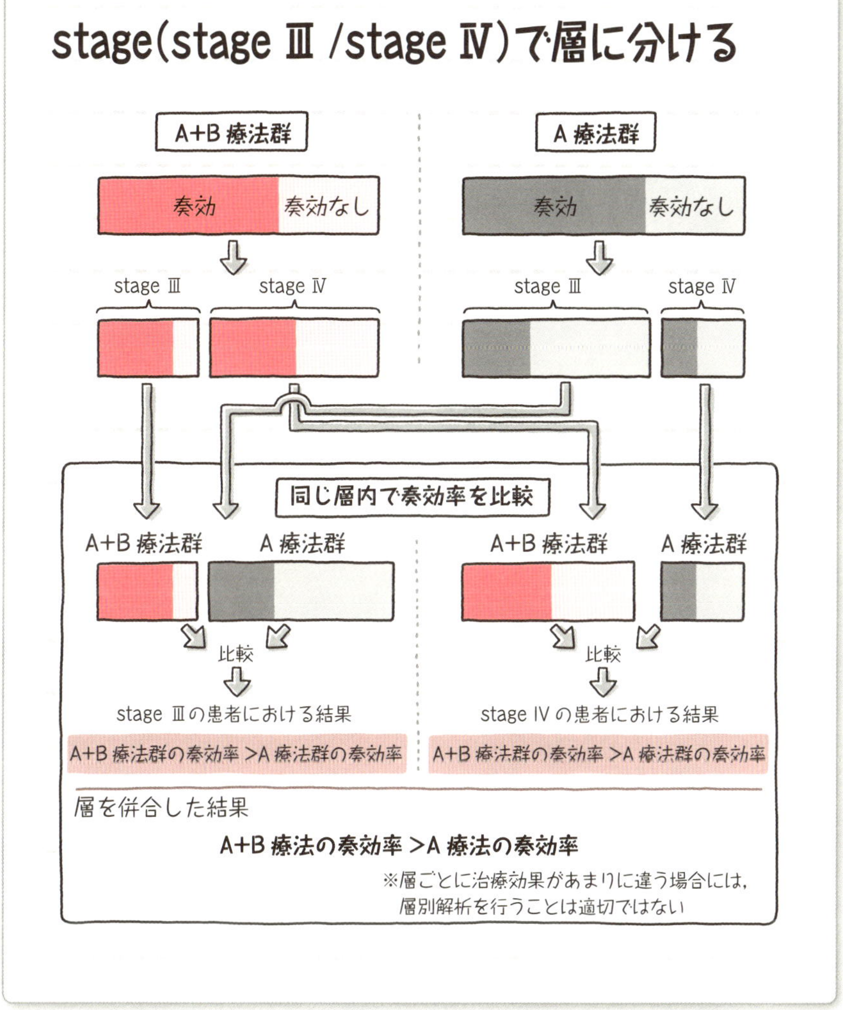

stage（stage Ⅲ / stage Ⅳ）で層に分ける

A+B療法群
奏効　奏効なし

stage Ⅲ　stage Ⅳ

A療法群
奏効　奏効なし

stage Ⅲ　stage Ⅳ

同じ層内で奏効率を比較

A+B療法群　A療法群

比較

stage Ⅲの患者における結果

A+B療法群の奏効率 ＞ A療法群の奏効率

A+B療法群　A療法群

比較

stage Ⅳの患者における結果

A+B療法群の奏効率 ＞ A療法群の奏効率

層を併合した結果

A+B療法の奏効率 ＞ A療法の奏効率

※層ごとに治療効果があまりに違う場合には，層別解析を行うことは適切ではない

つの層の人数は少なくなってしまい，適切な評価ができなくなるためである．複数の因子を考慮する場合には回帰モデルによる調整（多変量解析）が行われるのが一般的である．

column

〈サブグループ解析〉

　サブグループ解析は層別解析と混同されることもあるが，別の概念である．前述したように，層別解析はアウトカムに影響を与える可能性のある因子がどちらかの群に偏ってしまった場合に，同じようなグループ（層）ごとに比較を行い，その結果をまとめることで偏りを調整する手法である．一方，サブグループ解析は，試験に参加する患者全体のうち，ある特定の属性をもった集団（例：○○遺伝子が野生型）に注目し，その集団（サブグループ）を対象として解析を行うことである．たとえば，○○遺伝子が野生型であればA+B療法の奏効率が大きいという仮説があったとする．そこで，試験参加者全員のうち○○遺伝子が野生型である患者のみを選択し，その集団（サブグループ）におけるA+B療法とA療法の有効性の比較を行うのである．すると，たとえば「○○遺伝子が野生型の患者においては，A+B療法群の奏効率がA療法群の2倍である」という結果を得ることができる．

　サブグループ解析には留意すべきポイントがある．臨床試験は，あくまでも全体の集団において，プライマリ・エンドポイントが適切に評価できるようにデザインされたものである．そのため，その集団の一部であるサブグループにおける解析の結果が妥当であることは必ずしも保証されていない．また，サブグループ解析をいくつも行うと，本当は差がないのに偶然に有意差がでる確率（αエラー）も増大する．そのため，一般にはサブグループ解析の結果の解釈には注意が必要であるとされる．しかし，ある薬剤が特定の遺伝子の変異型をもつ患者集団において非常によく効くことが示唆されるなど，サブグループ解析の結果がその後の臨床試験の重要な手がかりとなることもある．

図1

サブグループ解析

A+B療法群 / A療法群

奏効 / 奏効なし

野生型 / 変異型

遺伝子型でサブグループを選択する

野生型のサブグループ
- A+B療法群
- A療法群
- 比較

変異型のサブグループ
- A+B療法群
- A療法群
- 比較

結果
○○遺伝子が野生型の患者においてはA+B療法群の奏効率はA療法群の奏効率の2倍である

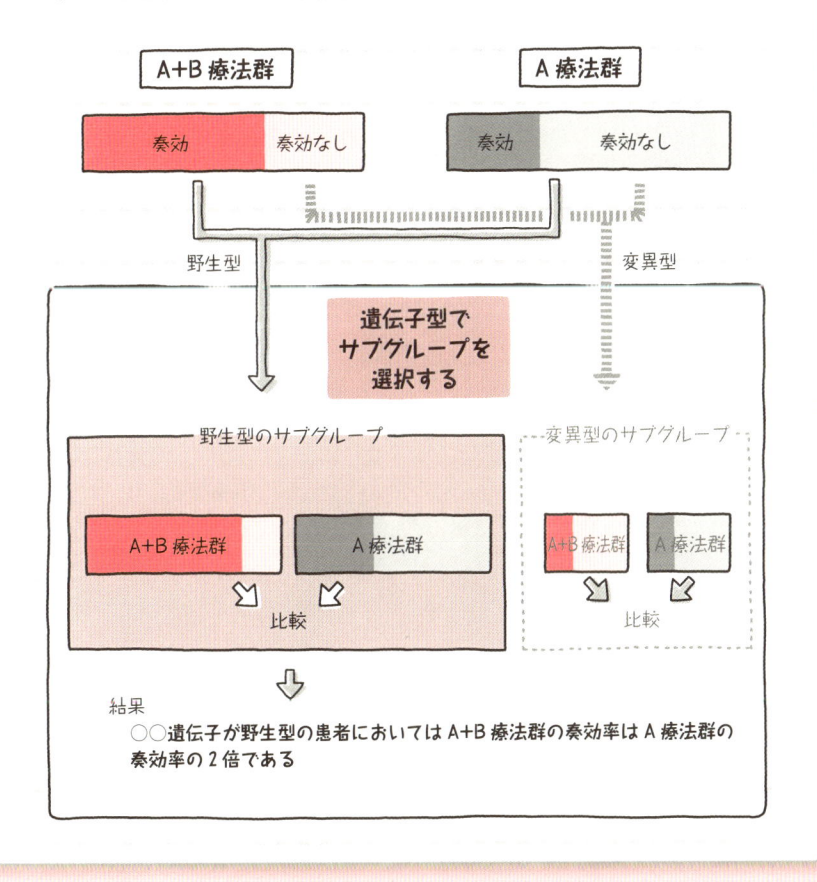

Chapter 9 治療効果に影響を与える因子を考慮するには？

回帰分析

　解析にあたって考慮すべき因子が少なければ層別解析ができるが，多いときには層別解析を行うことは適切ではない．複数の因子を同時に考慮した解析を行う場合には，回帰分析を行う．回帰分析では，治療や背景因子によってアウトカム（たとえば奏効率）が説明されるという数学的モデル（数式）を仮定する．アウトカムを結果変数，治療や背景因子など，アウトカムを説明する変数を説明変数という．まずは例を使って説明していきたい．

　最初に，収縮期血圧（結果変数）と年齢（説明変数）の関係という説明変数が1つの回帰分析（単変量解析）を考える．回帰モデルは，結果変数のタイプによって用いるモデルが異なる．今回の例では，結果変数は収縮期血圧という連続変数である．そこで，結果変数と説明面数との間に直線的な関係が成り立つことを仮定する．つまり，$y = \alpha + \beta x$という一次関数の式をモデルとして考える．αは切片，βを回帰係数（直線の傾き）である．結果変数がy，説明変数がxに相当するので「収縮期血圧（mmHg）＝$\alpha + \beta \times$年齢」というモデルになる．

　このモデルを実際のデータにあてはめて，$\alpha = 91$，$\beta = 0.8$という結果が推定されたとする．これは，収縮期血圧と年齢の間に「収縮期血圧（mmHg）＝91＋0.8×年齢」という直線的な関係が成り立つことを示唆している．βが収縮期血圧に対する年齢の影響の大きさであり，$\beta = 0.8$というのは，年齢が1歳あがるごとに，収縮期血圧が0.8mmHg上がることを示している．ある患者の年齢が60歳であれば，収縮期血圧は，上の式に60を代入して91＋0.8×60＝139となり，139mmHgと推定できる．ただし，これは年齢のみで収縮期血圧が説明されるというモデルであり，現実的とはいえない．実際にはもっと多くの因子が収縮期血圧に影響しているため，複数の因子を説明変数としてモデルに入れた多変量解析が行われる．

今度は多変量解析の例として，術後合併症の発生に対する術中出血量の影響を検討する状況を考えてみよう．結果変数である術後合併症の発生は（あり・なし）の2値のカテゴリ変数なので，ロジスティック回帰モデルというモデルを使う．術後合併症の発生には，術中出血量以外にも，年齢と術式（鏡視下手術／開腹手術）も関係すると考えられるので，説明変数として術中出血量，年齢，術式の3つを入れるモデルを仮定する．術後合併症の発生が術中出血量，年齢，術式で説明されるというモデルである．このモデルをデータに当てはめると，説明変数である術中出血量，年齢，術式それぞれが術後合併症の発生に与えている効果を推定することができる．ロジスティック回帰の結果はオッズ比で示すことができる．術中出血量（100mLあたり）のオッズ比が1.2と推定されたとする．これは，術中の出血量が100mL増えると合併症が発生するオッズが1.2倍になることを示している．また，開腹手術に対する鏡視下手術のオッズ比が0.5だとすると，これは，鏡視下手術では術後合併症が発生するオッズが開腹手術の0.5倍であることを示している．

　このように，回帰分析ではアウトカムに対する複数の因子の影響を推定できるため，アウトカムに関連する因子の影響を調整したうえで治療効果を検討したい場合や，疾患の予後予測因子の推定，重症度の判定など幅広く用いられている．ただし，注意しなくてはならないのは，回帰分析では結果変数と説明変数との間に数式的な関係が成り立つことが前提である点である．収縮期血圧と年齢の例では，年齢と収縮期血圧の間に直線的な関係が成り立つことを前提としている．そもそも，その前提が正しいのかどうか，十分に注意しなくてはならない．

　第2章で扱う生存時間解析では，比例ハザードモデル（Cox回帰モデル）が広く用いられる．本項では，第2章で比例ハザードモデルを説明するために回帰分析の概念を簡単に説明した．回帰分析や多変量解析の詳細に関しては専門書を参考にしていただければ幸いである．

図1

単変量解析の例

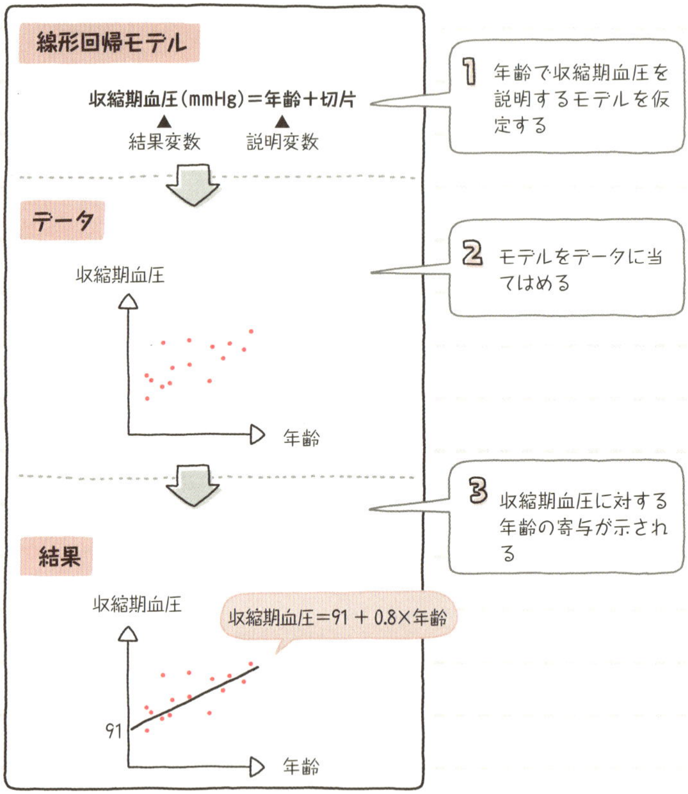
線形回帰モデル
収縮期血圧（mmHg）＝年齢＋切片
結果変数
説明変数
1 年齢で収縮期血圧を説明するモデルを仮定する
データ
収縮期血圧
年齢
2 モデルをデータに当てはめる
結果
3 収縮期血圧に対する年齢の寄与が示される
収縮期血圧
収縮期血圧＝91 ＋ 0.8×年齢
91
年齢

図2

多変量解析の例

Q. 術後合併症の発生に術中出血量が関連するか？

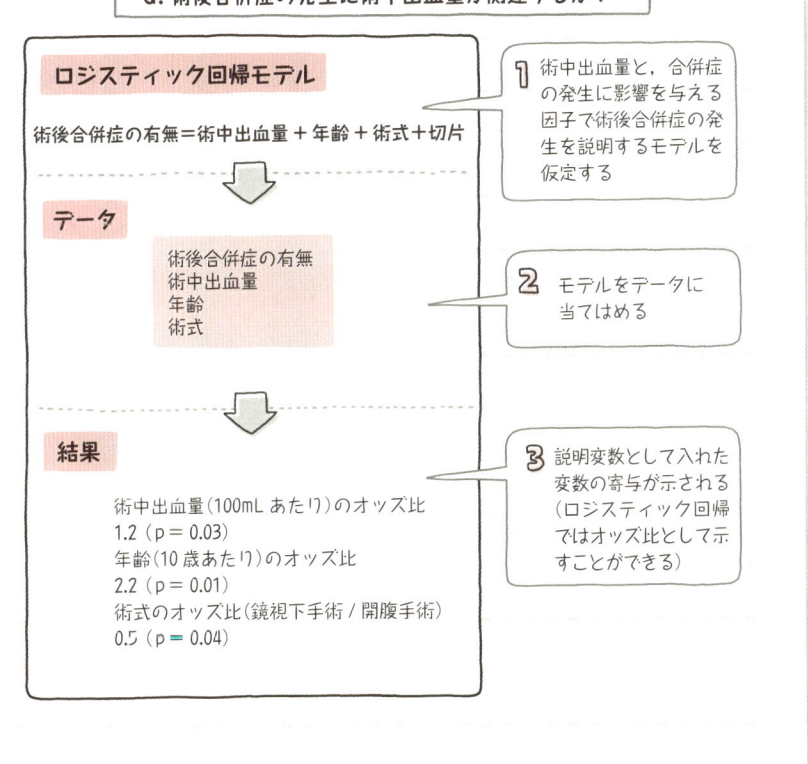

ロジスティック回帰モデル

術後合併症の有無＝術中出血量＋年齢＋術式＋切片

1. 術中出血量と，合併症の発生に影響を与える因子で術後合併症の発生を説明するモデルを仮定する

↓

データ

術後合併症の有無
術中出血量
年齢
術式

2. モデルをデータに当てはめる

↓

結果

術中出血量（100mL あたり）のオッズ比
1.2（p＝0.03）
年齢（10歳あたり）のオッズ比
2.2（p＝0.01）
術式のオッズ比（鏡視下手術/開腹手術）
0.5（p＝0.04）

3. 説明変数として入れた変数の寄与が示される（ロジスティック回帰ではオッズ比として示すことができる）

MEMO

第 2 章 生存時間解析とはなにか？

応用編

1. 生存時間データ
2. 生存時間データをどう解析するか？

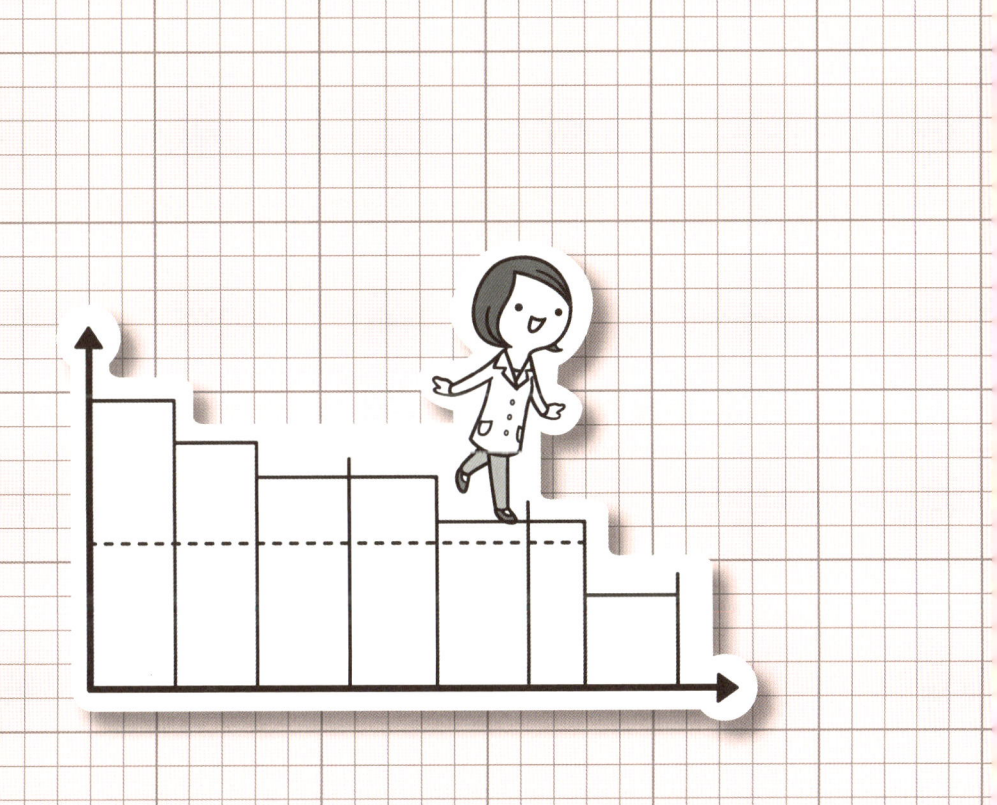

はじめに
生存時間データの解析

　第1章では，抗がん剤の第Ⅱ相ランダム化比較試験の例を基に，治療法や薬剤の有効性や安全性を適切に評価するために必要な研究デザインや解析方法を説明した．第1章の例では，Yがん患者を，新しいA+B療法を受けるグループ（A+B療法群）と従来の標準治療であるA療法を受けるグループ（A療法群）にランダムに割り付け，プライマリ・エンドポイントとして設定した奏効率が両群で違うかどうかを評価した．奏効率の向上自体は患者自身のベネフィットに直結するものではない．では，なぜ奏効率をエンドポイントとして設定したかというと，奏効率は，患者がどれだけ長く生きられるか（生存期間）を反映した指標であると考えられているためである．治療によってがんの進展が止まったり縮小したりすれば，その結果，長く生きられるだろうということである．第Ⅱ相臨床試験では，新しい治療（A+B療法）が既存の標準治療（A療法）よりも有効そうかの見込みをつけ，第Ⅲ相試験の段階にA+B療法という新治療を進めるかどうかを早く的確に判断しなくてはならない．そこで，結果が出るまでに長期のフォローアップが必要な生存期間ではなく，奏効率を用いた．奏効率は，本当に患者の利益と直結した生存期間（真のエンドポイント）を反映した代替エンドポイントなのである．がんの臨床試験に限らず，疾患が治癒することや症状が改善することはもとより，新しい治療を行うことによって現在の標準治療に比べて，より長く生きられるかどうかを知りたい，つまり生存期間に最も関心がある場面は多い．しかし，生存時間データには奏効率や血圧の変化量，症状の改善の有無などのデータとは異なる特性があり，第1章で説明したような解析方法がそのまま適用できない．そこで，第2章では生存時間データの特徴や，それらの特徴を考慮した解析方法について説明していく．

図1

生存期間に関心がある臨床研究の例

例1）がんの術後補助化学療法の新レジメンは既存のレジメンより有効か
→再発までの期間を評価

例2）降圧薬の服用によって死亡や心血管系イベントの発生が抑制されるか
→死亡や心血管系イベント発生までの期間を評価

例3）心筋梗塞の患者に対してステントを冠動脈に留置する場合，薬剤溶出性ステントと通常のステントで，再狭窄に違いはあるか
→再狭窄までの期間を評価

⇩

これらのような生存時間データを扱う場合には，その特徴を考慮した特殊な考え方が必要となる

case study

1. 生存時間データ

生存期間を評価するランダム化比較試験の例

　stage Ⅲおよびstage ⅣのYがん患者を対象として行われた第Ⅱ相ランダム化比較試験において，A+B療法とA療法の奏効率はそれぞれ40.0％と20.0％であり，A+B療法がA療法よりも有効であることが示唆された（p＝0.0291）．そこで，全生存期間を主要評価項目としたランダム化第Ⅲ相試験を計画した．

〈目的〉
　stage Ⅲおよびstage ⅣのYがんを対象とし，A+B療法がA療法よりも全生存期間において優れているかどうかを検証することである．主要評価項目は全生存期間，副次的評価項目は無増悪生存期間と有害事象（発生頻度と程度）である．

〈試験デザイン〉
　本試験はランダム化第Ⅲ相二重盲検試験であり，日本の30施設の患者を対象とした多施設共同試験である．

〈患者の選択基準と除外基準〉
選択基準：
　次の基準をすべて満たす患者を対象とする　①組織診によりYがんと確定診断された患者，②測定可能病変を有する患者，③手術や放射線療法により根治不能なstage Ⅲおよびstage Ⅳの患者，④12週以上の生存が期待できる患者，⑤一般状態（Performance Status；PS）が0〜2の患者，⑥登録時の年齢が20歳以上，⑦主要臓器機能が十分に保たれている患者，⑧本試

験参加にあたり，十分な説明を受けた後，十分な理解のうえで患者本人の自由意思による文書同意が得られた患者．

除外基準：

次項のうち，1つでも該当する場合は対象から除外する．①本試験薬(A, B)に対する過敏症の既往を有する患者，②明らかな感染症を有する患者，③本試験の実施，評価に影響を及ぼす可能性のある重篤な合併症(心疾患，コントロール不能な糖尿病など)を有する患者，④そのほか医師が不適当と判断した患者，である．

〈治療〉

研究に参加する患者は施設，PS, stage を割り付け調整因子として動的割り付け法で A+B 療法群と A 療法群に割り付けを行う．A 療法群では，抗がん剤 A($20\ mg/m^2$)を2週ごとに点滴静注する(標準治療)．A+B 療法群では，抗がん剤 B($10\ mg/m^2$)を抗がん剤 A に併用して同様に2週ごとに点滴静注する(新治療)．

〈予定症例数と研究期間〉

本試験の予定症例数は A+B 療法群 250 例と A 療法群 250 例の計 500 例とする．登録期間は2年，追跡期間は登録終了後3年である．

〈生存期間および無増悪生存期間〉

全生存期間および無増悪生存期間は，症例登録日を起算日とする．全生存期間は起算日から，あらゆる原因による死亡までの期間として算出する．死亡が確認されなかった場合は，最終生存確認日をもって打ち切りとする．無増悪生存期間については，起算日から増悪と判断された日，もしくはあらゆる死亡による死亡日のうち早いほうまでの期間とする．増悪も死亡も確認されなかった場合は，最終無増悪生存確認日で打ち切りとする．

〈解析方法〉

　生存曲線は，Kaplan-Meier 法による累積生存割合から推定し，A+B 療法と A 療法の比較を両側有意水準 5%の log-rank 検定により行う．患者および腫瘍の背景因子が治療効果に及ぼす可能性を評価するために，Cox の比例ハザードモデルにより割り付け調整因子および背景因子を調整して群間のハザード比を算出する．

生存期間を評価するランダム化比較試験の例

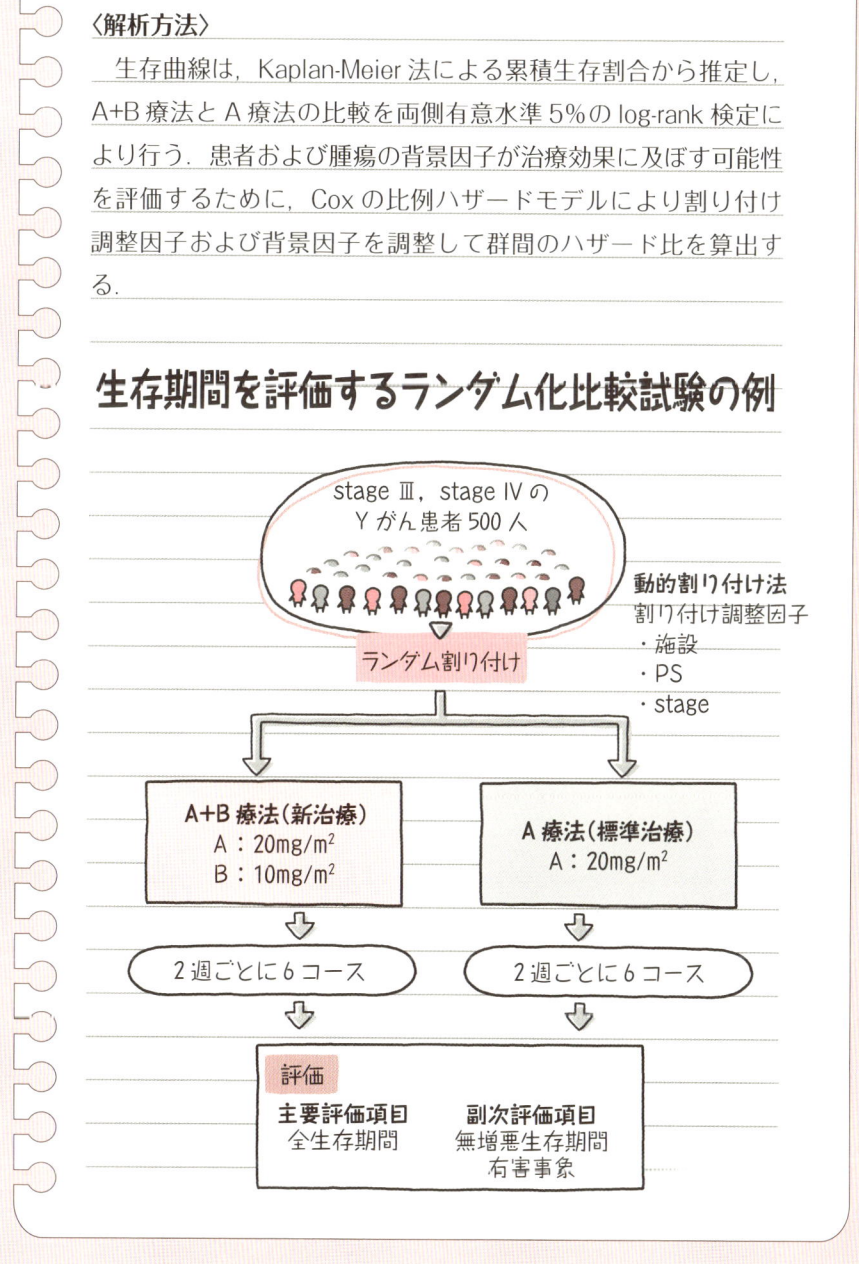

stage Ⅲ，stage Ⅳ の Y がん患者 500 人

動的割り付け法
割り付け調整因子
・施設
・PS
・stage

ランダム割り付け

A+B 療法（新治療）
A：20mg/m²
B：10mg/m²

A 療法（標準治療）
A：20mg/m²

2 週ごとに 6 コース

2 週ごとに 6 コース

評価

主要評価項目
全生存期間

副次評価項目
無増悪生存期間
有害事象

Chapter 1 生存期間はいつからいつまで？

生存期間は「いつから」？

　生存期間を評価する臨床研究を行う場合，「生存期間」の定義をどうするかを考えなくてはならない．まずは，いつから始まるのか，つまり生存期間の起算日（スタート時点）について考えていきたい．起算日としては以下の4つが考えられるだろう．

①疾患が発生した時点

　評価対象の疾患が発生した時点をスタート時点とすることが考えられる．発生と同時に，本人にわかるような自覚症状が出る疾患であれば，発生時点を明確に定めることは比較的容易ではある．しかし，糖尿病や高脂血症などの多くの生活習慣病やがんについては，どの時点で発生したか特定することは非常に困難である．

②診断日

　疾患がどの時点で発生したかを特定できない場合は，その疾患の確定診断が行われた日，つまり診断日をスタート時点（時点ゼロ）とすることがある．診断日は診療記録から明確に定めることができるが，診断された時点での疾患の進行状況が患者それぞれで違う可能性がある．

③ランダム化（割り付け）実施時点

　ランダム化比較試験の場合，症例登録を行い，治療法の割り付けを行った時点を起算日とするのが通例である．

④治療開始時点

　ランダム化比較試験ではないが，治療の効果を比較するような観察研究の場

図1

生存期間は「いつから」?

患者の健康状態
- 健康（無病）
- 疾患の発生
- 有病

治療
- 診断
- ランダム化
- 治療の開始
- 治療

生存期間の起算日
1. 疾患の発生時点
2. 診断日
3. ランダム化時点
4. 治療開始時点

> ランダム化比較試験では，ランダム化（割り付け）を行った時点を起算日とする

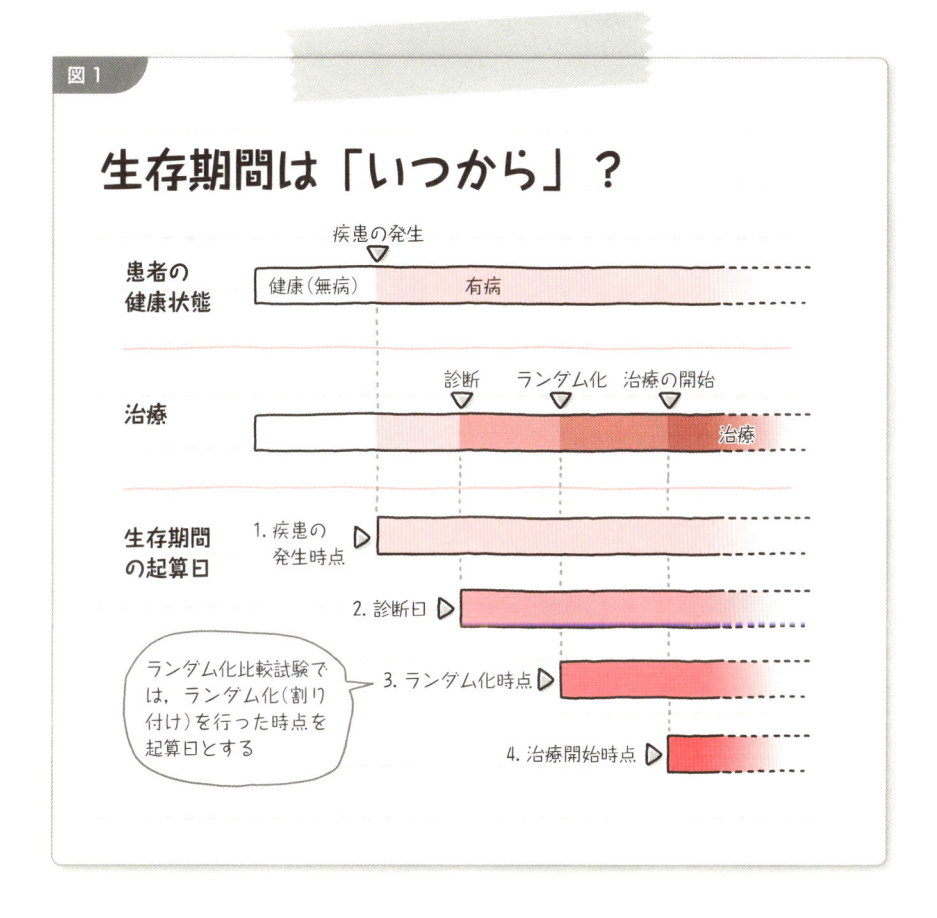

合には，その治療が患者に対して開始された時点を起算日とすることも妥当かもしれない．治療開始時点は診療記録から明確に特定可能である．ランダム化比較試験の場合は症例登録および割り付け時点を起算日とし，割り付け後，速やかに治療を開始することが望ましいとされる（多くの場合，割り付けから治療開始までの期間が規定されている）．

column

〈stage migration〉

　近年のXXがん患者は，20年前と比べて，どのstageでも1年生存率が向上しているという研究報告がある．この報告を基に，XXがんへの治療成績がここ20年間で向上したといえるだろうか．実は，必ずしもそうはいえない．可能性としては以下の3つが考えられる．特に3番目のstage migrationについて留意しなくてはならない．

1. 実際に治療法が進歩した

2. 20年前の治療成績と現在の治療成績では，その基となる患者背景が違う(p.110：図1)

　20年前まではXXがんは進行した状態にならないと発見されなかったが，近年では診断技術の進歩により早期診断が可能となり，現在はほとんどの患者が早期発見，早期治療をされ，その結果，XXがん患者全体の予後が良好となった可能性がある．

3. stage migration(p.111：図2)

　1や2のように，治療の有効性の向上や早期治療開始によって生存率が向上することは，進歩であるといえるだろう．しかし，治療自体に何の変化がなかったとしても，対象集団自体が異なることによって，見かけ上，治療成績が向上しているようにみえることがある．たとえば，年齢構成や対象者の選択基準などが異なれば，同じ治療であったとしても，その成績は異なる．stage migrationという現象である．

　がんのstage分類をする際に，その判定のポイントとなるのが微小な転移の有無などである．検査方法や技術の進歩により，これまでは発見できなかったものが発見できるようになり，従来

よりも正確なstage分類が可能となった場合，一定の割合の患者が，より重いstageに分類されることとなる．たとえば，20年前にはstage IIだと判定されていた患者の一部には，当時では検出できないような微小な転移があり，本来はstage IIIであった．すると，20年前であればstage IIとされたのに，現在ではstage IIIとなる．このように，どのstageにおいても検査技術の進歩によって，より進行したstageへの移行が観察されることとなる．

このように，患者全体としての治療成績はまったく変わっていないにもかかわらず，stageごとに治療成績をみた場合，予後は改善したようにみえることがある．過去の治療成績と今の治療成績との比較をする場合には注意が必要である．

図1 がん患者のうち各 stage が占める割合(1)

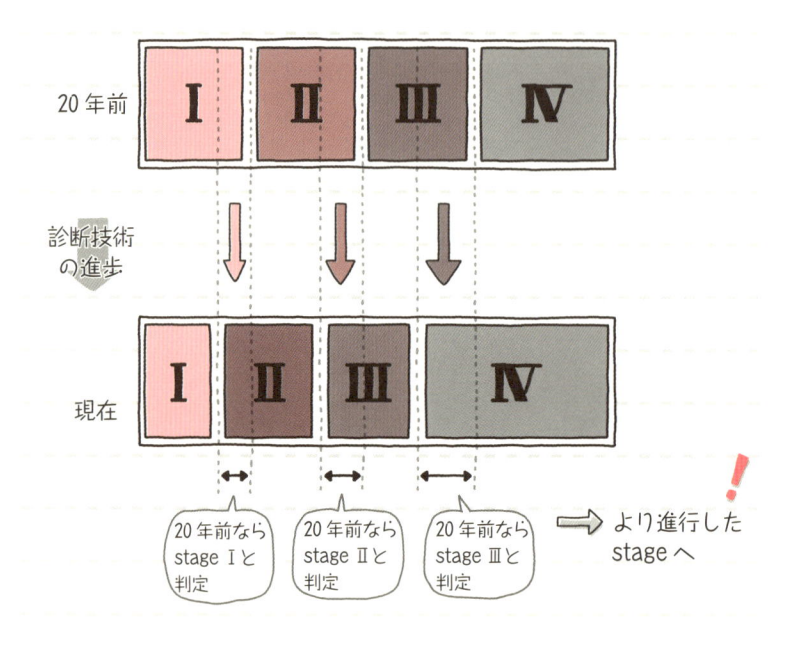

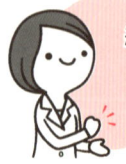

20年前： I / II / III / IV

診断技術の進歩 ↓

現在： I / II / III / IV

- 20年前なら stage I と判定
- 20年前なら stage II と判定
- 20年前なら stage III と判定

⇒ より進行した stage へ ❗

納得！

昔だったら stage I と診断されていた一部の患者が，検査方法や技術の進歩によって正しく stage II と診断されるようになったわけだ．

図2

がん患者のうち各 stage が占める割合(2)

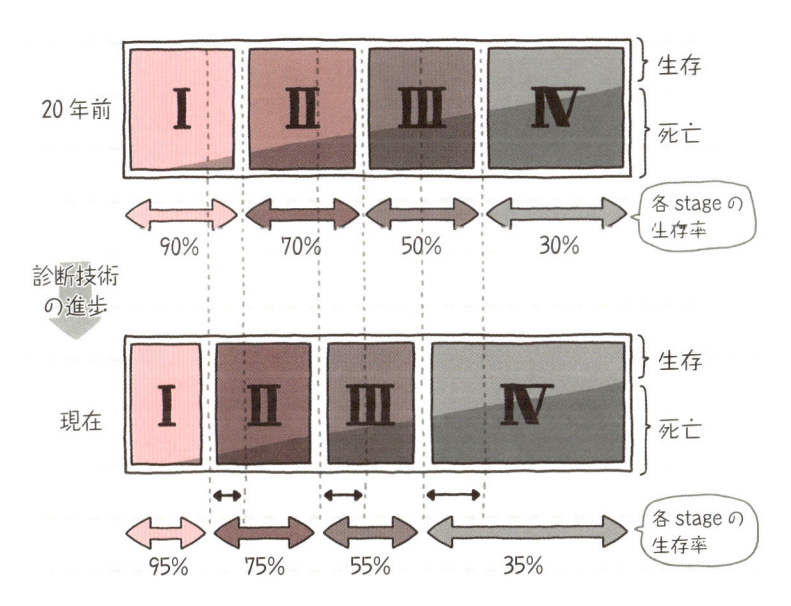

20年前：stage I / II / III / IV
各 stage の生存率：90% / 70% / 50% / 30%

診断技術の進歩 ↓

現在：stage I / II / III / IV
各 stage の生存率：95% / 75% / 55% / 35%

stage migration が起こると，全体の生存率は変わっていないにもかかわらず，各 stage の生存率はいずれも向上してしまう

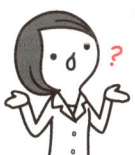

Why?

検査方法や技術の進歩によって stage I から II へ，一部の（より進行している）患者が移行したことで，結果的に stage I の患者の生存率はあがったようにみえる．

Chapter 1 生存期間はいつからいつまで？

イベント

　生存期間の起算日は，症例を登録し，治療法の割り付けを行った時点などが考えられるが，次は「いつまで」を生存期間とするのかを考えたい．今回の試験で検証したいのは，新しい試験治療であるA+B療法によって，患者の生存期間がA療法を行ったときより長くなるかどうか，である．つまり，死亡が起きるまでの期間を評価したい．このように，研究において評価したい事象のことを**イベント**と呼ぶ．死亡のほかにも症状の増悪や再発などがある．生存期間は，このイベントが発生するまでの期間である．今回の例で，A+B療法とA療法を比較するランダム化第Ⅲ相試験では，主要評価項目が**全生存期間（overall survival；OS）**である．イベントの定義は，あらゆる原因による死亡（死因を問わない，すべての死亡）であり，全生存期間は症例登録日から死亡日までの期間となっている．副次的評価項目としては，**無増悪生存期間（progression-free survival；PFS）**であるが，この場合のイベント定義は増悪および，あらゆる原因による死亡である．増悪が確認された日もしくは死亡日のいずれか早いほうが無増悪生存期間の終点となる．たとえば，増悪が確認された後に死亡した場合は，増悪確認日までが無増悪生存期間となる．増悪が確認されず死亡した場合は，死亡日までが無増悪生存期間となる．

　何をイベントとして定義するかは，研究の目的や評価項目（エンドポイント）と密接に関連する．その研究で明らかにしたいことを正しく評価できるために，何をイベントとするかは明確に定めなくてはならない．エンドポイントのセクションで説明したとおり，評価者や使用する機器などの違いによって評価が変わりうるエンドポイント（ソフトなエンドポイント）と，そうでないエンドポイント（ハードなエンドポイント）がある．生存期間をエンドポイントとして考える場合，ハードなエンドポイントの代表は，死因を問わない，すべての死亡をイベントとして定義する全生存期間である．誰が評価しても死亡は死亡で

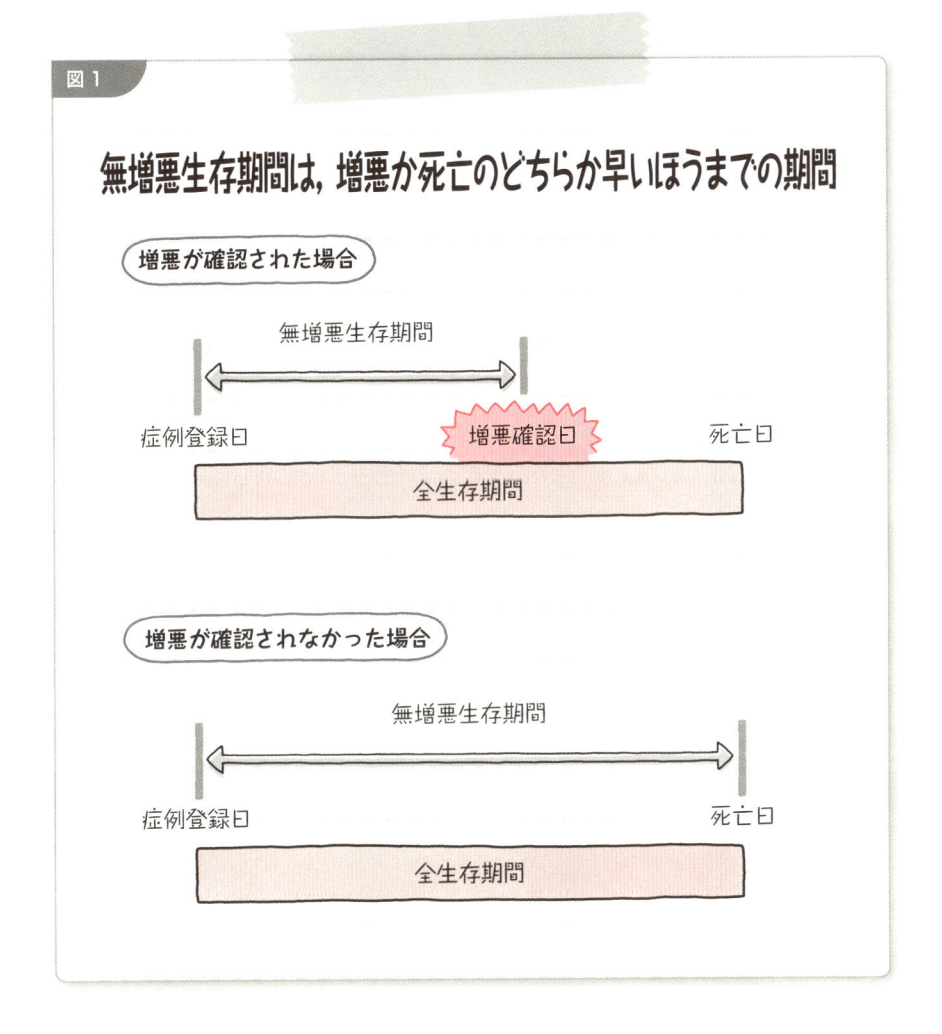

図1

無増悪生存期間は,増悪か死亡のどちらか早いほうまでの期間

増悪が確認された場合

症例登録日 ── 無増悪生存期間 ── 増悪確認日 ── 死亡日
全生存期間

増悪が確認されなかった場合

症例登録日 ── 無増悪生存期間 ── 死亡日
全生存期間

あり,明確に定義できる.しかし,増悪については,統一的な判定基準(RECIST ガイドライン)があっても,判定のタイミングや判定の"ブレ"によって,全生存期間ほどのハードさはない.原病死,つまりがんが原因による死亡をイベントとすることもあるが,その場合,がんが原因ではない(と考えられる)死亡を評価しないことになってしまう.また,どこまでの範囲を原病死と考えるかという難しい問題もある.

Chapter 1 生存期間はいつからいつまで？

打ち切り

　生存期間は，イベントを発生するまでの期間であるが，研究に参加した患者全員が研究期間中にイベントを起こすとは限らない．

　例では，研究に参加する患者をA+B療法とA療法にランダム割り付けを行い，それぞれ治療を開始して追跡していくが，その途中で来院をやめたり，研究参加の同意を撤回することもあるだろう．今回の例では症例登録後3年間の追跡を行うことになっているが，3年目の時点ではまだ生存している患者もいるかもしれない．このような患者では，一番最後に生存を確認した日はわかるものの，それ以降にどうなったかは不明である．まだ生存しているかもしれないし，既に死亡しているかもしれない．このようなケースを**打ち切り(censoring)**という．打ち切りは，ある時点(最終観察日)までは生きていることはわかっているものの，来院中止や同意撤回による研究からの離脱，研究期間の終了などの事情により，その後にイベントを起こしたかどうか，起こしたとしても，それがいつなのかわからない．生存時間データでは，打ち切りが生じることは避けられない．このことが生存時間データの大きな特徴であり，解析においても考慮しなくてはならない．

　まずは図1の上段を参照いただきたい．もし研究に参加した患者が研究期間中に全員死亡した場合，つまり打ち切りがないのであれば，全員の正確な生存期間がわかる．しかし，図1の下段のように，転居や同意撤回による研究からのフォローアップ期間中の脱落，研究終了時点での生存など，打ち切りがあるとどうだろうか．研究期間中に死亡した患者については正確な生存期間がわかるものの，打ち切りの患者については正確な生存期間がわからないのである．

図1

打ち切り

全員が死亡するまで追跡できれば，正確な生存期間がわかる

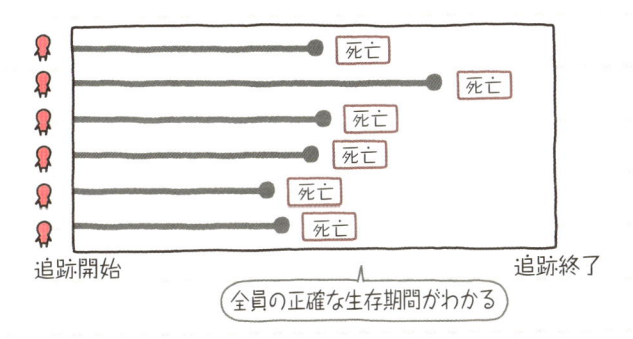

追跡開始　　　　　　　　　　　　追跡終了
　　　　　全員の正確な生存期間がわかる

現実的には，すべての患者がイベントを発生するまで追跡できない

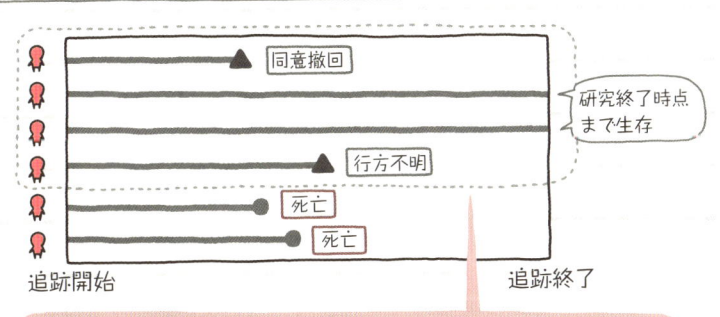

- 同意撤回
- 研究終了時点まで生存
- 行方不明
- 死亡
- 死亡

追跡開始　　　　　　　　　　　　追跡終了

正確な生存期間がわからない
（少なくとも最終観察日までは生存していたことは確実だが…）

Chapter 1 生存期間はいつからいつまで？

打ち切りをどう扱うか

　打ち切りが存在しても，適切に生存期間を評価するにはどうしたらいいだろうか．打ち切りがあった患者については，最終来院日までの期間を生存期間とみなすというルールはどうだろう．

　たとえば，研究開始から1年目までは定期的に来院していたが，その後は来院しなくなり，生存しているか死亡したかがわからない患者がいたとする．このようなケースに対しては，最終来院日を死亡日とみなして，生存期間を最終来院日までの1年間とするということである．1年目の時点では確実に生存していたことはわかっており，その情報を生かしているようである．しかし，この患者は，もしかすると5年後，10年後も生存しているかもしれない．その可能性があるにもかかわらず，最終来院日を死亡日とみなした1年間という生存期間は，考えうるなかでは最短の生存期間である．最終観察日までの期間を生存期間とするのは，生存期間を過小評価することになり，適切とはいえないだろう（図1）．

　では，打ち切りのある患者を解析の対象から除いてしまうのはどうか．研究に参加した患者のうち，研究のフォローアップ期間中に死亡した患者のみを使い，死亡せず打ち切りとなった患者のデータを解析の対象から除いてしまうということである．

　たとえば，12人の患者をA療法とC療法にランダムに6人ずつ割り付けたランダム化比較試験を考えてみよう（図2）．A療法を受けた6人が研究期間中に全員死亡したのに対してC療法を受けた6人は，1人が追跡期間中に死亡し，残り5人は追跡終了時点でも生存していたとする．この結果からは，明らかにC療法のほうが治療効果は優れているということがわかる．

　しかし，もし打ち切りのあった患者を解析対象から除いてしまうとどうなるか（図2）．A療法群は6人全員が研究期間中に死亡しており，打ち切りはない．

一方，C療法群では1人が死亡，5人が打ち切りである．A療法群の6人と，打ち切り5人を除いたC療法群の1人で生存期間を比較すると，C療法群の1人の生存期間によっては，A療法群の生存期間のほうが長いという結果になるかもしれない．打ち切りの患者を除外しても，適切な評価ができないのである．

そこで，打ち切りを含む生存時間データを適切に解析するために，Kaplan-Meier法，log-rank検定，Cox回帰などの特殊な統計的手法が用いられる．

Point！
- 研究に参加した患者が，研究参加の同意を撤回したり転居などで行方不明になることがある
- 研究期間内にイベントを起こさない患者もいる
  ▶打ち切り（censoring）
- 打ち切り例は，一番最後に生存を確認した日以降，どうなったか不明（患者全員の正確な生存期間がわからない）
- 打ち切りを含む生存時間データを適切に解析するために特殊な統計的手法が使われる
（Kaplan-Meier法，log-rank検定，Cox回帰など）

図1

打ち切りをどう扱うか①

1. 最終来院日までの期間を生存期間とみなすと…

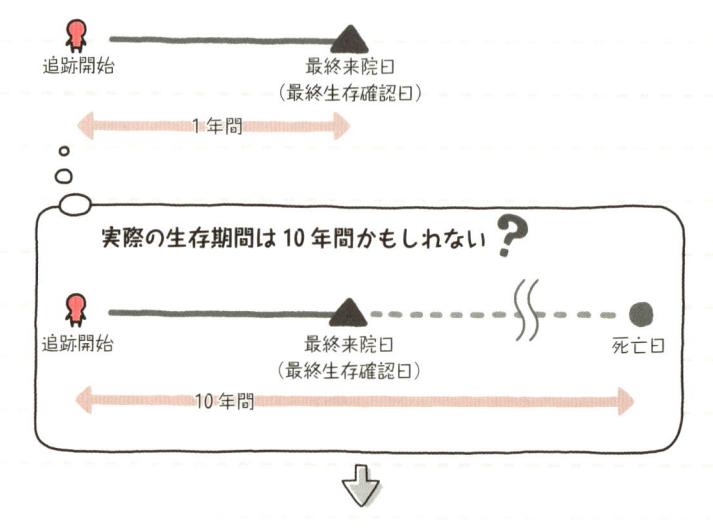

追跡開始 ── 最終来院日（最終生存確認日）
← 1年間 →

実際の生存期間は10年間かもしれない？

追跡開始 ── 最終来院日（最終生存確認日）┄┄ 死亡日
← 10年間 →

⇩

1年間という生存期間は，
考えうるなかでは最短の生存期間となる

▷▷▷ 生存期間を過小評価してしまう

☞ ②へ続く

図2

打ち切りをどう扱うか②

☞ ①の続き

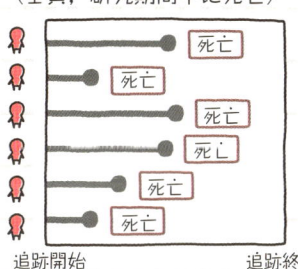

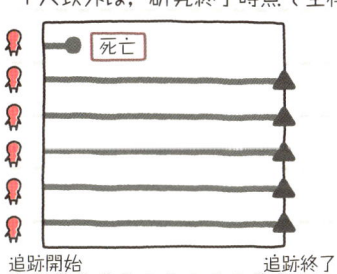

A療法群
（全員，研究期間中に死亡）

追跡開始　　　　　追跡終了

C療法群
1人以外は，研究終了時点で生存

追跡開始　　　　　追跡終了

⇩

C療法の方が治療効果が優れているようだが…

2. 打ち切りがあった患者を除くと…

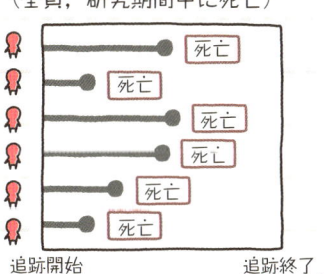

A療法群
（全員，研究期間中に死亡）

追跡開始　　　　　追跡終了

C療法群
1人以外は，研究終了時点で生存

除外

追跡開始　　　　　追跡終了

⇩

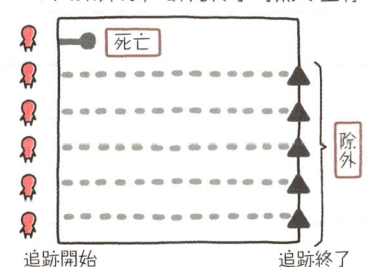

A療法群のほうが生存期間が長いという
結論になってしまうかもしれない

Chapter 1 生存期間はいつからいつまで？

2種類の打ち切り

打ち切りは，大きく2つに分けることができる．

1つ目は，打ち切りと，その後のイベント発生との間に関連がないケースである．たとえば，転居によって来院しなくなった場合や，追跡終了時点まで生存していたことによる打ち切りがある．このような打ち切りは，数があまりに多くないのであれば許容されるだろう．

2つ目は，打ち切りと，その後のイベントの発生との間に関連があるケースである．たとえば治療中に病状の増悪により患者の状態が悪化したため治療を中止し，その時点で打ち切りにして研究から除いてしまうような場合である．このような打ち切りが生じているとすれば，最終的に得られたデータが，研究開始時点の患者集団の生存期間を正しく反映したものといえるかは疑問である．データを解析する際には，このような打ち切りがないか確認する必要がある．

Point！

2種類の打ち切り
- 打ち切りの理由が，その後のイベント発生と関係がない
  例) 転居や研究期間終了時点での打ち切り
  ▶数が多すぎなければ許容される
- 打ち切りの理由が，その後のイベント発生と関係がある
  例) 患者の状態が悪化したことにより治療を中止して打ち切りとする
  ▶研究開始時点の患者集団の生存期間を正しく反映できない

図1

2種類の打ち切り

▲ 打ち切り
★ 打ち切りがなければ観測されたはずのイベント

1. その後のイベント発生とは関係ない打ち切り

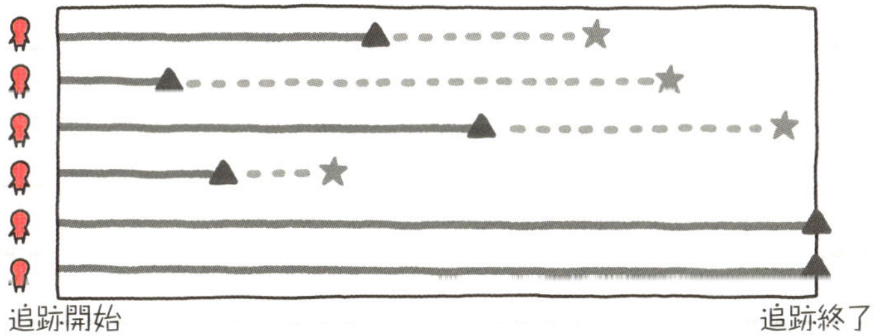

追跡開始 — 追跡終了

2. その後のイベント発生と関連のある打ち切り
（例：イベントが起きそうになったら打ち切り）

追跡開始 — 追跡終了

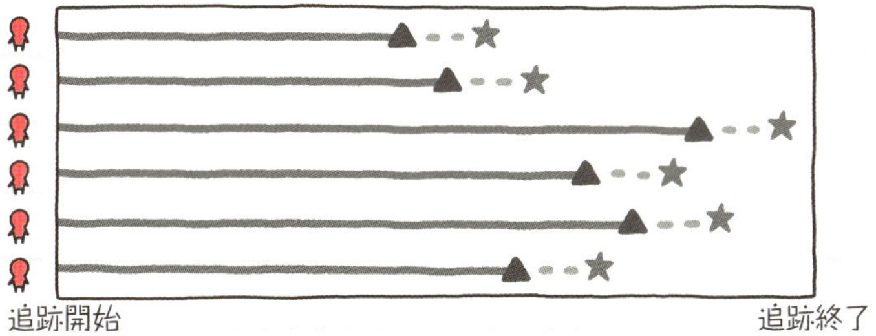

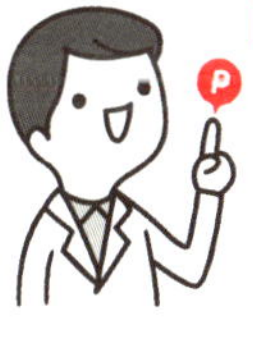

Point !

「イベントが起きそうになったら打ち切り」がないか十分に確認しよう．

1. 生存時間データ

case study

2. 生存時間データをどう解析するか？

A+B療法 v.s. A療法のランダム化第Ⅲ相試験の結果

　A+B療法 v.s. A療法のランダム化第Ⅲ相試験の結果は，以下のとおり得られた．

> 　Kaplan-Meier法によるA+B療法群およびA療法群の生存曲線を図1に示す．log-rank検定の結果はp<0.01であり，A療法に対するA+B療法の優越が示された．A+B療法の全生存期間(Overall Survival；OS)の中央値(median survival time；MST)は2.35年，A療法のOSの中央値は1.81年であった．患者および腫瘍の背景因子で調整したCox回帰を行った結果，A療法に対するA+B療法のハザード比は0.69(95%信頼区間：0.531-0.882, p<0.01)であった．

　ここからは，生存時間データを図示したり解析する方法について解説していきたい．

図1

A+B療法 v.s. A療法のランダム化第Ⅲ相試験の結果

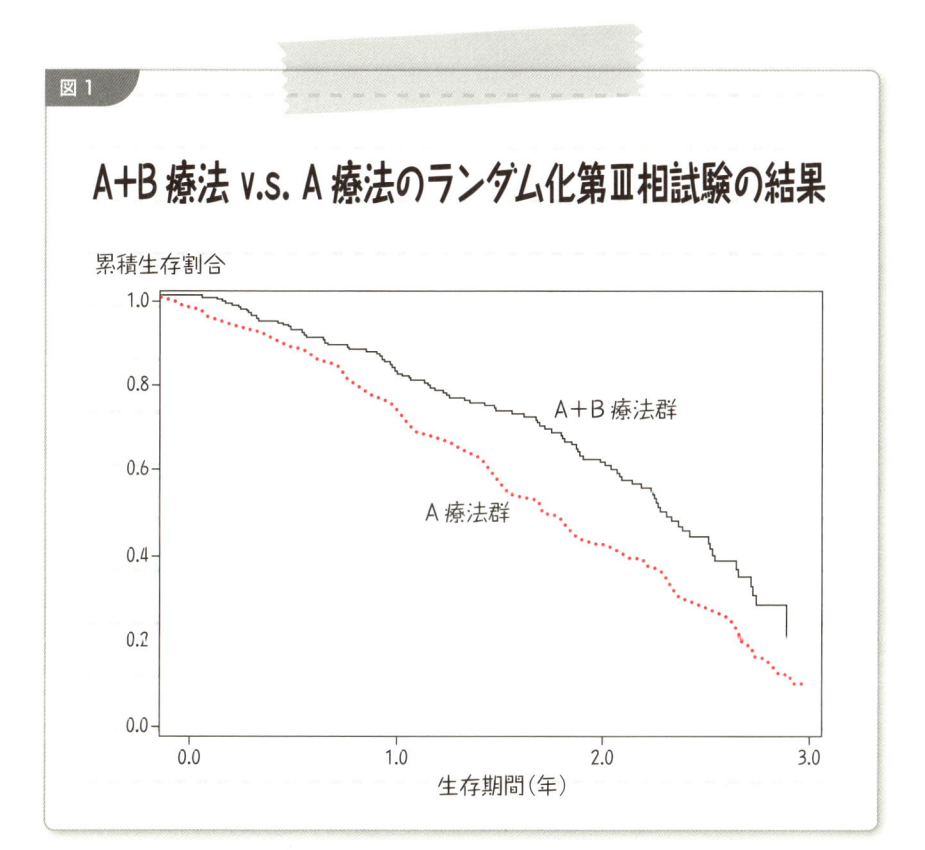

Chapter 2 生存期間の図示(Kaplan-Meier法)

生存時間データの示し方

　生存時間データには打ち切りがあるため,対象者全員の正確な生存時間は不明である.しかし,打ち切りのあった患者のデータも考慮して生存時間の評価をしなくてはならない.まずは,患者全体の生存時間と累積生存割合の関係を図示する Kaplan-Meier 法について説明する.Kaplan-Meier 法は,打ち切りのあるデータにおいて生存時間の分布を図示するゴールドスタンダードな方法である.Kaplan-Meier 法によってプロットした生存曲線は,打ち切りを考慮したうえで各時点における累積生存割合を示しており,対象集団における生存の状況を視覚的に把握することができる.5年生存割合や生存期間中央値(median survival time;MST)は,この Kaplan-Meier 法によるプロットから求めることができる.

　では,10人を36か月間追跡する臨床試験を想定して,実際に Kaplan-Meier 法によってプロットをしてみよう.なお,死亡をイベントとする.患者10人それぞれの生存期間と死亡の有無は以下のとおりである.

患者ID	1	2	3	4	5	6	7	8	9	10
時間	7	12	16	25	25	32	35	36	36	36
死亡	1	1	0	1	1	0	1	0	0	0

1＝死亡,0＝打ち切り

　このデータから,Kaplan-Meier 法により,この患者10人における生存期間と累積生存割合をプロットしていく.
　まず,研究開始時点,つまり時点0では全員生存しているので,生存割合は1(100%)からスタートする(図1).時点7で1人目(ID＝1)が死亡している.10人のうち1人が死亡のため,全体の累積生存割合から1/10を引いた

図1

Kaplan-Meier プロットの描き方

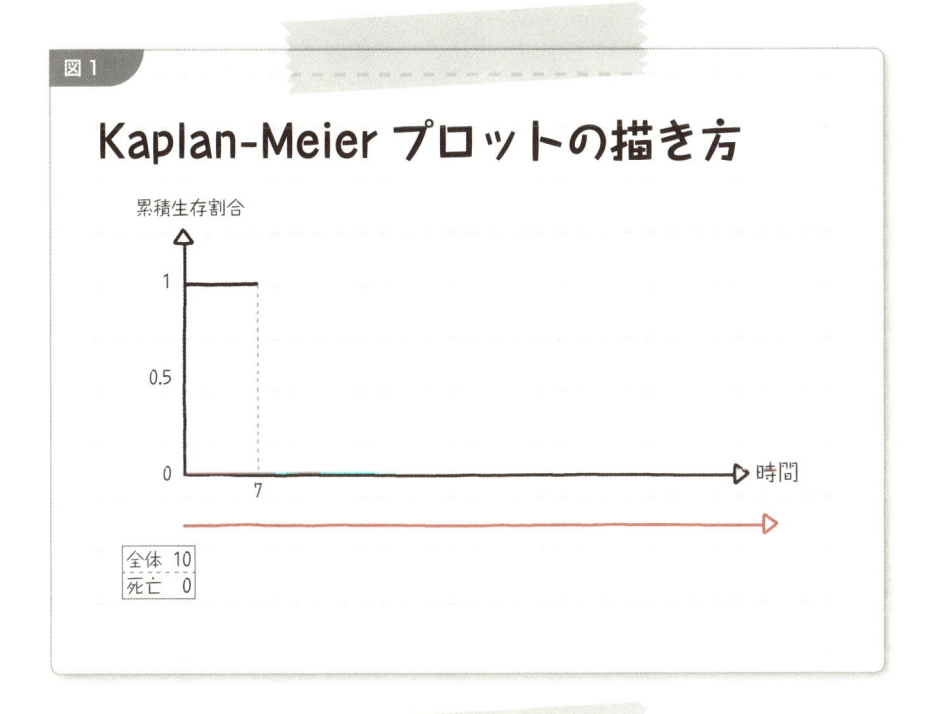

（縦軸：累積生存割合、横軸：時間）

全体	10
死亡	0

図2

1人目が時点7で死亡

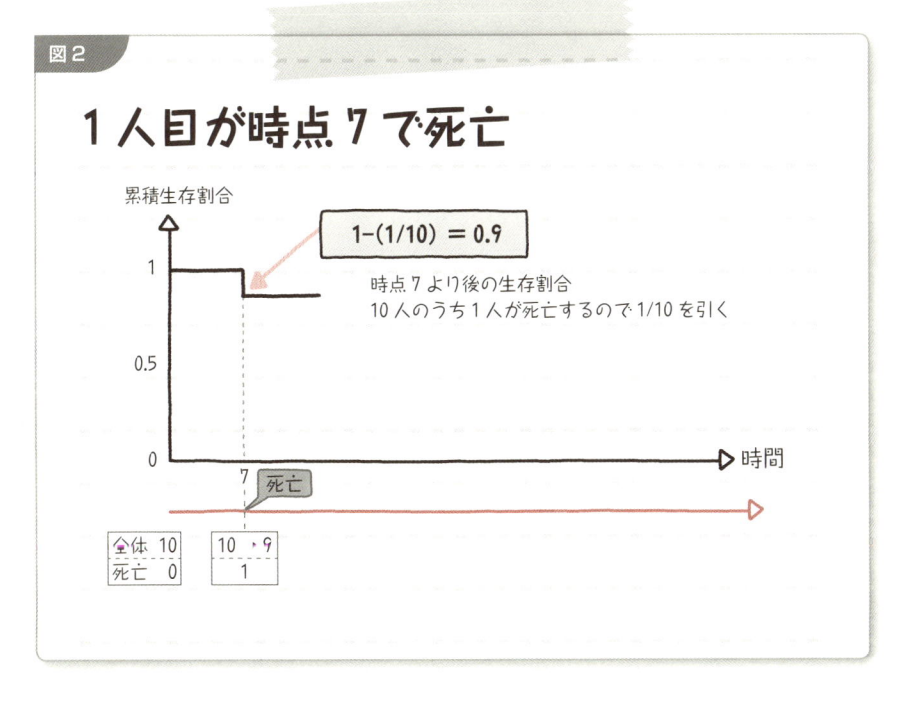

$1-(1/10) = 0.9$

時点7より後の生存割合
10人のうち1人が死亡するので1/10を引く

死亡

全体	10	10 → 9
死亡	0	1

2. 生存時間データをどう解析するか？

図3

2人目が時点12で死亡

累積生存割合

$0.9 \times (1-(1/9)) = 0.8$

時点12より後の生存割合
9人のうち1人が死亡するので1から1/9を引いた
8/9を時点7より後の生存割合0.9にかける

時間

7　12　死亡

全体	10	$10 \to 9$	$9 \to 8$
死亡	0	1	1

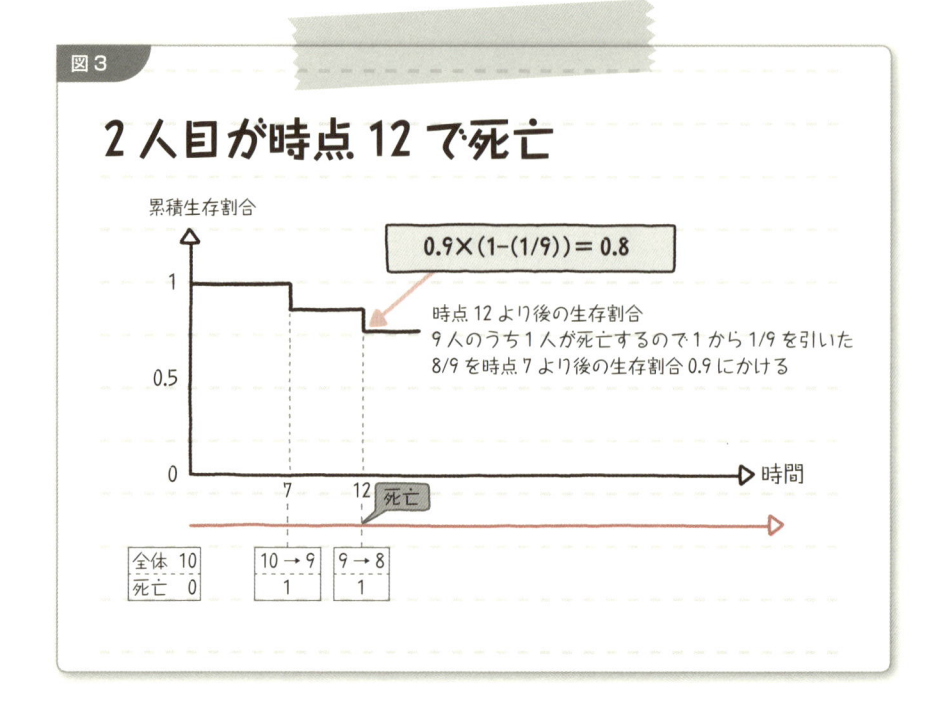

$1-1/10 = 9/10$（90％）が時点7以降の累積生存割合となる（**図2**）．このとき，折れ線グラフのように直線でつなぐのではなく，階段状になるのが特徴的である．次に2番目の患者が時点12に死亡しているが，時点7以降に追跡している全体の人数は，時点7で死亡した1人を除いた9人である．そのうち，1人が死亡したため，全体（9人）において時点12での死亡者（ID＝2）が占める割合は1/9である（**図3**）．1から1/9を引いた8/9が，この9人のうち生存している割合である（$1-1/9=8/9$）．時点12までの累積生存割合（90％）に，この8/9をかけた $0.9 \times (8/9) = 0.8$（80％）が時点12以降の累積生存割合となる．そして，時点12以降の全体の人数は9人から死亡した1人を除いた8人となった．

　時点16では，ID＝3が打ち切りとなっている（**図4**）．打ち切り自体は，累積生存割合に影響を与えず，生存割合も0.8のまま変わらない．しかし，全体の人数8人が7人となる．

　時点25では，ID＝4とID＝5の2人が死亡している（**図5**）．ここでも，時点7や時点12のときと同様に計算する．7人のうち2人が死亡したので，全

図4

3人目は時点16で打ち切り

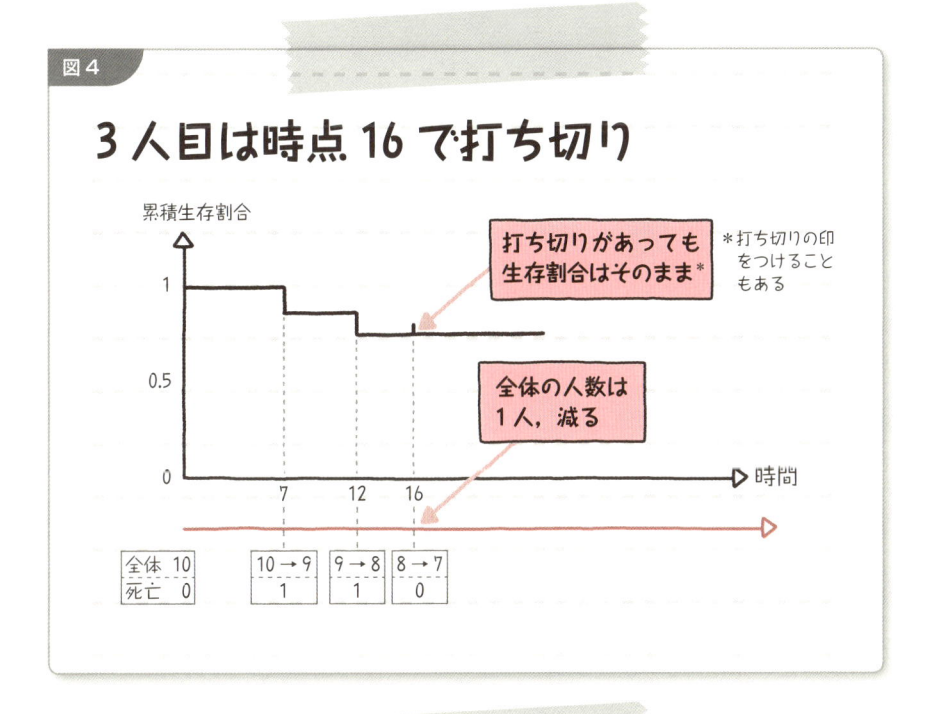

累積生存割合

*打ち切りの印をつけることもある

打ち切りがあっても生存割合はそのまま*

全体の人数は1人、減る

時間

全体 10	10→9	9→8	8→7
死亡 0	1	1	0

時点: 7, 12, 16

図5

4, 5人目は時点25で死亡

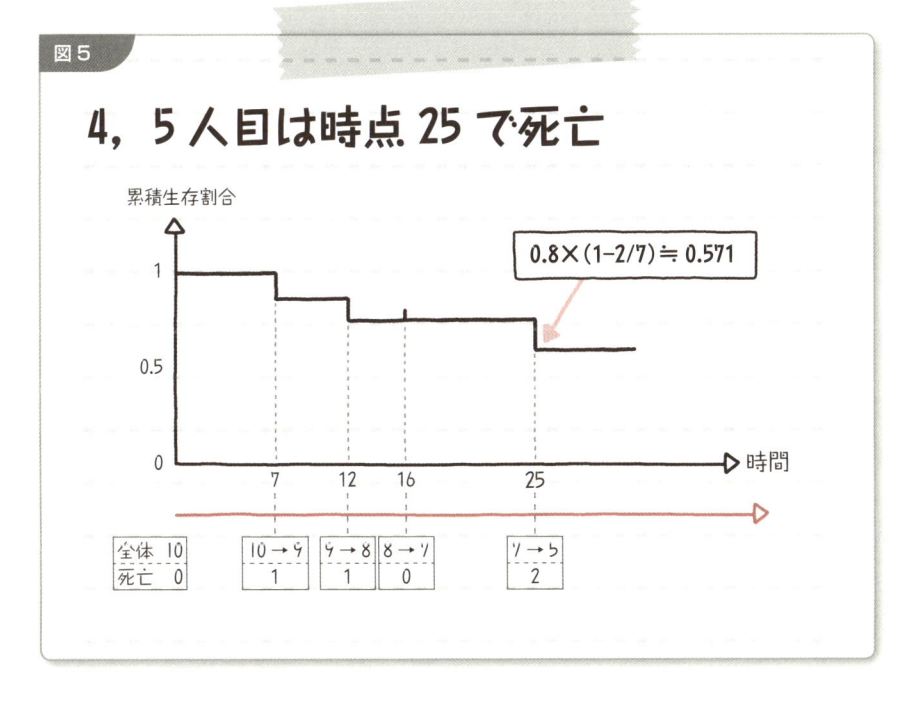

累積生存割合

$0.8 \times (1 - 2/7) \fallingdotseq 0.571$

時間

全体 10	10→9	9→8	8→7	7→5
死亡 0	1	1	0	2

時点: 7, 12, 16, 25

2. 生存時間データをどう解析するか？

体に占める死亡者の割合は 2/7 であり，生存者の割合は 1−2/7＝5/7 である．これまでの生存割合である 0.8 に 5/7 をかけた 0.8×(5/7) ≒ 0.571（57.1％）が時点 25 以降の累積生存割合となる（割り切れないため，小数点以下 3 桁で表記）．そして，全体の人数は 7−2＝5 人となる．

　時点 32 では，ID＝6 の患者が打ち切りである（図 6）．時点 16 での打ち切りと同様に，累積生存割合は変わらないが，全体の人数が 5 人から 1 人減って，ここから 4 人となる．

　時点 35 では，ID＝7 の患者が死亡している（図 7）．4 人のうち 1 人が死亡しているので，全体に占める死亡の割合は 1/4 であり，生存者の割合は 1−1/4＝3/4 となる．これまでの累積生存割合である 0.571 に 3/4 をかけると 0.428 となる．これが時点 35 以降の累積生存割合となる．

　残り 3 人となったが，この 3 人は追跡終了時点である時点 36 まで生存しているため，時点 36 で打ち切りとなる（図 8）．

　以上，Kaplan-Meier 法により，打ち切り例も考慮した時間と累積生存割合

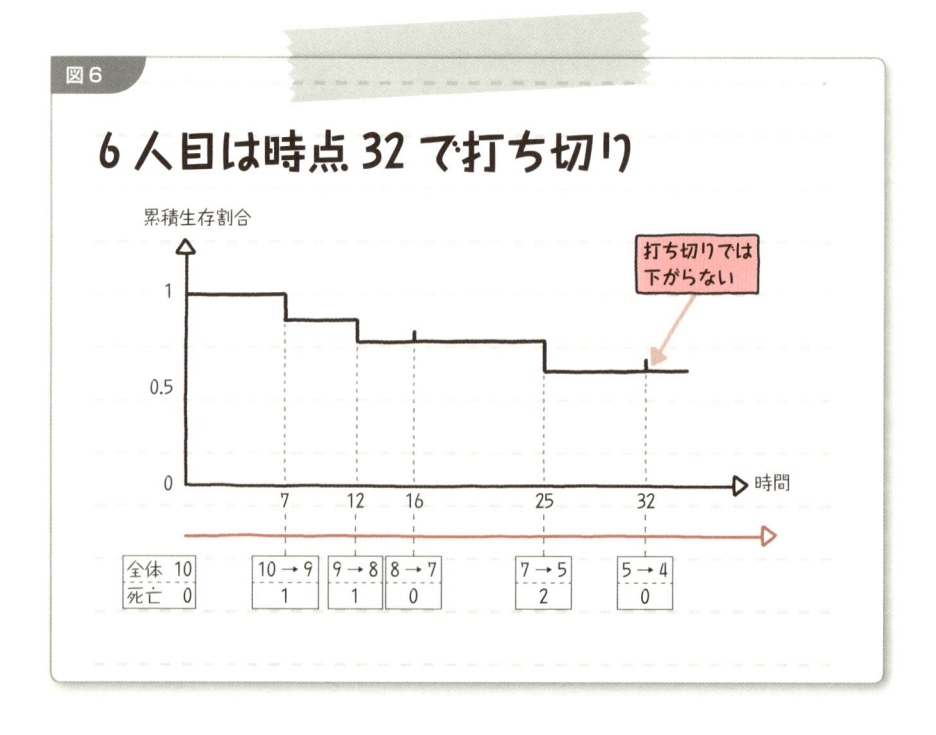

図6

6人目は時点 32 で打ち切り

図7

7人目は時点35で死亡

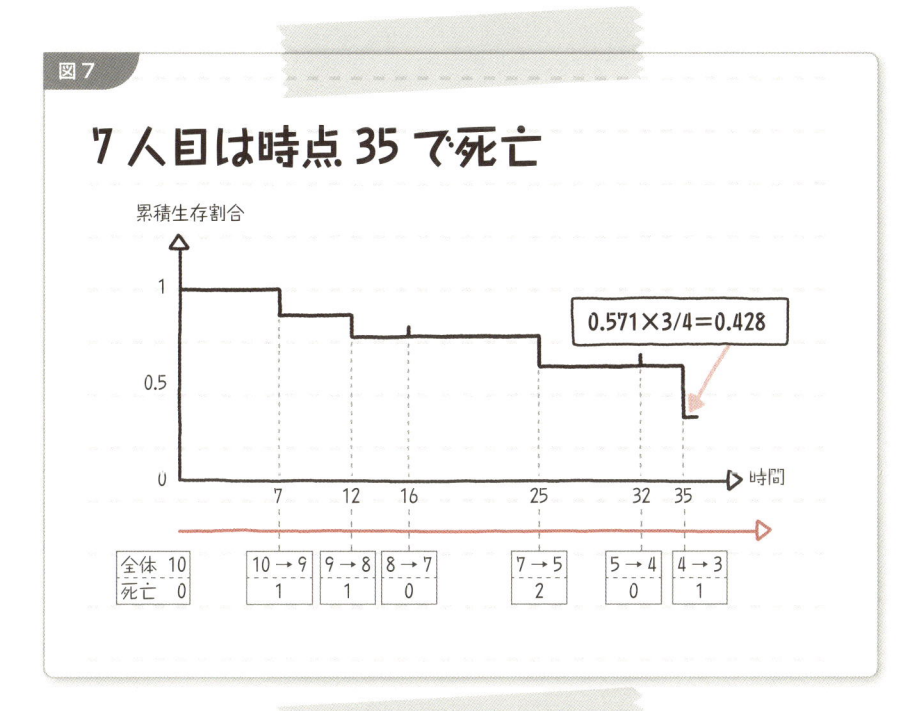

累積生存割合

0.571×3/4＝0.428

時間

| 全体 10 | 10→9 | 9→8 | 8→7 | 7→5 | 5→4 | 4→3 |
| 死亡 0 | 1 | 1 | 0 | 2 | 0 | 1 |

図8

8, 9, 10人目は時点36で打ち切り（追跡期間終了）

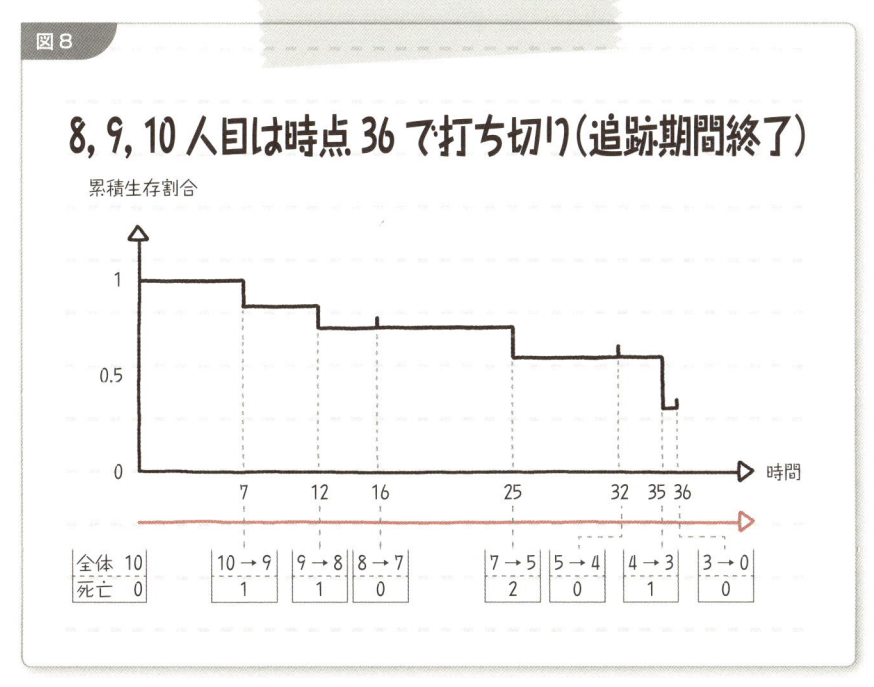

累積生存割合

時間

| 全体 10 | 10→9 | 9→8 | 8→7 | 7→5 | 5→4 | 4→3 | 3→0 |
| 死亡 0 | 1 | 1 | 0 | 2 | 0 | 1 | 0 |

2. 生存時間データをどう解析するか？

図9

生存期間中央値は生存割合が0.5に相当する時点である

累積生存割合

35が生存期間中央値

	全体	死亡
	10	0

10→9	9→8	8→7	7→5	5→4	4→3	3→0
1	1	0	2	0	1	0

時点：7, 12, 16, 25, 32, 35, 36

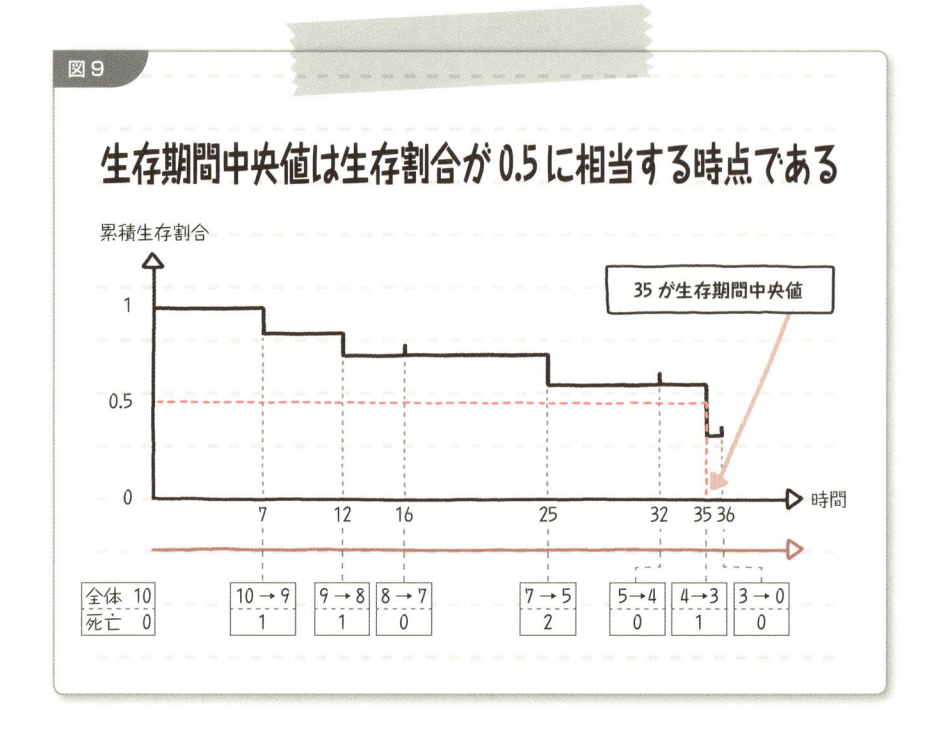

の関係を示した．このプロットにより，いろいろな時点における累積生存割合の推定値を知ることができる．1年や3年などの時点での累積生存割合をみることで，X年生存割合を示すこともある．なお，累積生存割合が0.5（50％）で線を引いて突き当たった時点を **生存期間中央値** といい，その集団の生存期間のメディアン（中央値）であり，生存期間の目安の一つとなる．今回の例では0.5からつきあたるのは時点35であるので，生存期間中央値は35か月となる（図9）．

Kaplan-Meier法により描いたプロットを読む際に注意すべきポイントがいくつかある．まず，累積生存割合の精度は，対象となる人たちの人数に依存することである．今回の例では，時点7では，累積生存割合の計算の基となるのは10人であった．しかし，死亡や打ち切りによって全体の人数がどんどん減っていき，時点35では4人である．同じ「1人の死亡」であっても，時点35のほうが，プロットに与える影響が大きいことがわかるだろう．時点7では1人の死亡で全体の累積生存割合が10％減っているが，時点35での死亡では14％減少している．

図10

対象者が少ない右端の解釈は要注意(1)

例)全生存期間をプライマリ・エンドポイントにしたC療法 v.s. D療法のランダム化比較試験

累積生存割合

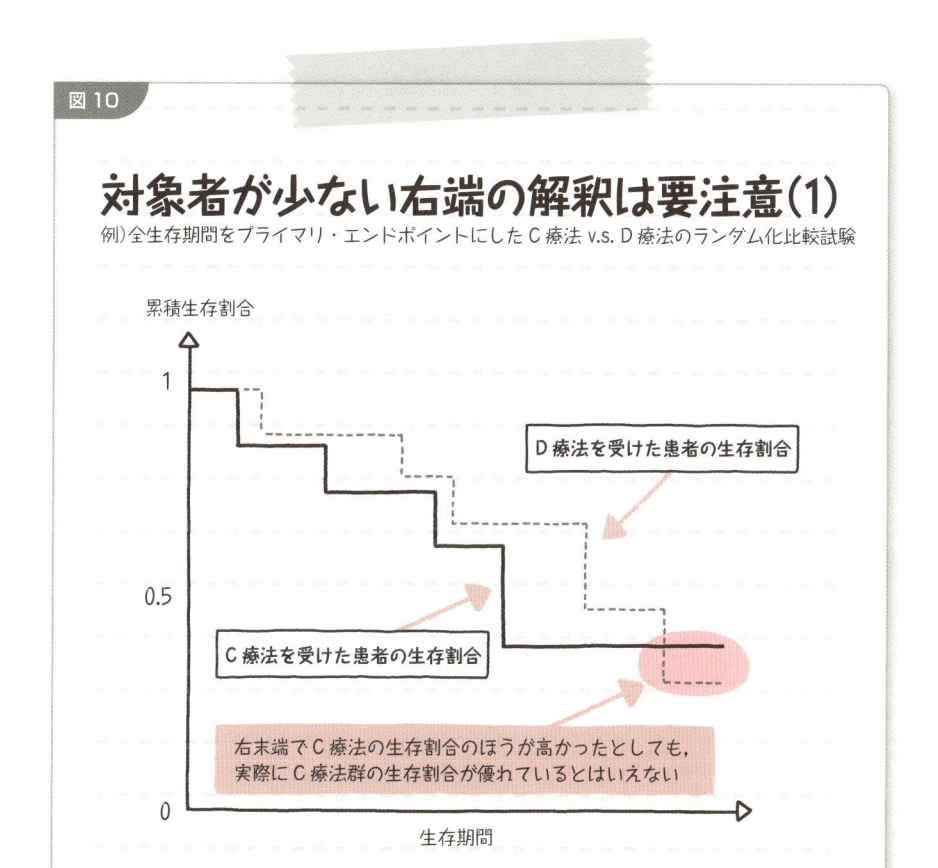

- D療法を受けた患者の生存割合
- C療法を受けた患者の生存割合
- 右末端でC療法の生存割合のほうが高かったとしても，実際にC療法群の生存割合が優れているとはいえない

生存期間

　これに関連することだが，Kaplan-Meier プロットの右末端の累積生存割合の解釈には注意が必要である．**図10** をみてほしい．この図は，全生存期間をプライマリ・エンドポイントとしてC療法とD療法の有効性を比較したランダム化比較試験の結果である．D療法群のほうがC療法群よりも少し高い累積生存割合で推移しているが，最後のほうでC療法群のプロットと交わり，一番右端ではC療法のほうが累積生存割合は高くなっている．この結果から，「フォローアップ終了時点ではC療法を受けた人たちのほうが多く生存している，最終的にはC療法が優れている」と解釈することはできない．Kaplan-Meier プロットは，一番右端で累積生存割合がどうなっているかで評価するのではないことに注意してほしい．

図11

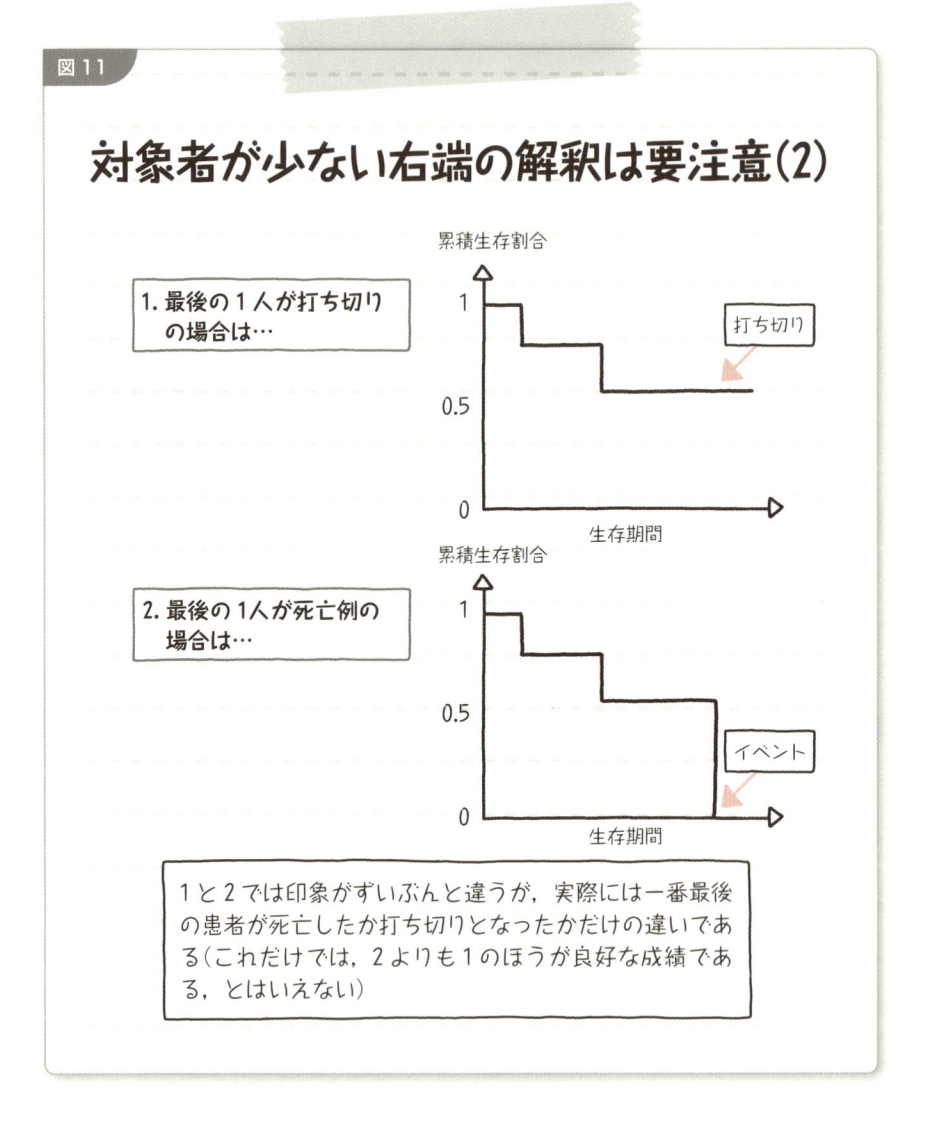

対象者が少ない右端の解釈は要注意(2)

1. 最後の1人が打ち切りの場合は…

(累積生存割合のグラフ：打ち切り)

2. 最後の1人が死亡例の場合は…

(累積生存割合のグラフ：イベント)

1と2では印象がずいぶんと違うが，実際には一番最後の患者が死亡したか打ち切りとなったかだけの違いである（これだけでは，2よりも1のほうが良好な成績である，とはいえない）

次に，図11をみてほしい．一番最後に観察されたのがイベントか打ち切りかでKaplan-Meierプロットの印象がかなり変わってくるという事例である．上段では，一番最後に観察された患者が打ち切りの場合である．1人残っているため，累積生存割合はゼロにはならない．一方，下段では，一番最後に残った最後の1人の患者がイベントを起こしている場合である．累積生存割合はゼ

図12

対象者が少ない右端の解釈は要注意(3)
例)全生存期間をプライマリ・エンドポイントにしたC療法 v.s. D療法のランダム化比較試験

1. C療法群の最後の1人が死亡例だったら…

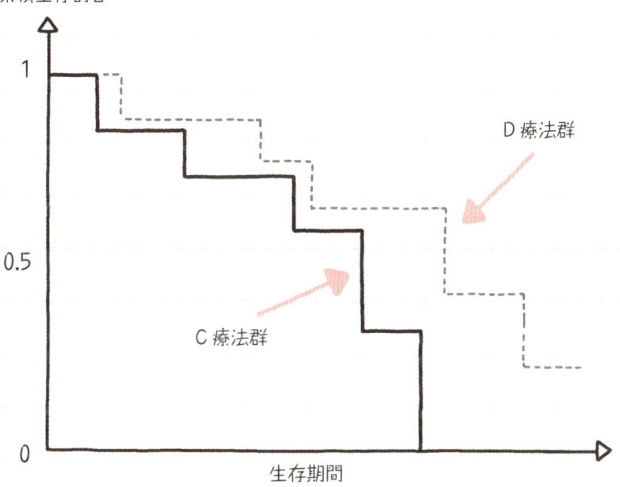

累積生存割合

D療法群

C療法群

生存期間

2. C療法群の最後の1人が打ち切り例だったら…

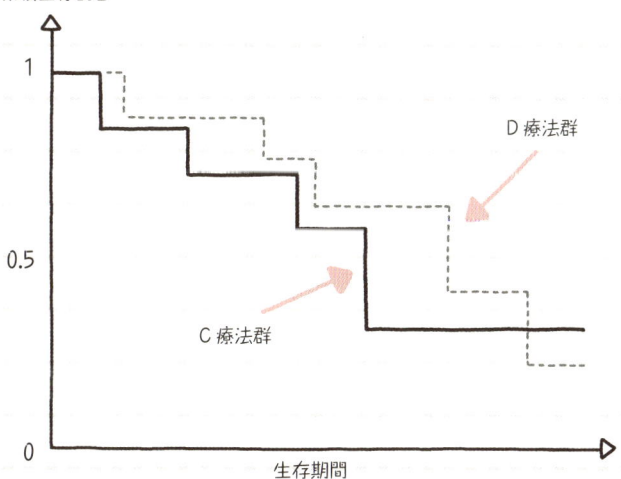

累積生存割合

D療法群

C療法群

生存期間

図13

各時点での人数を示すこともある

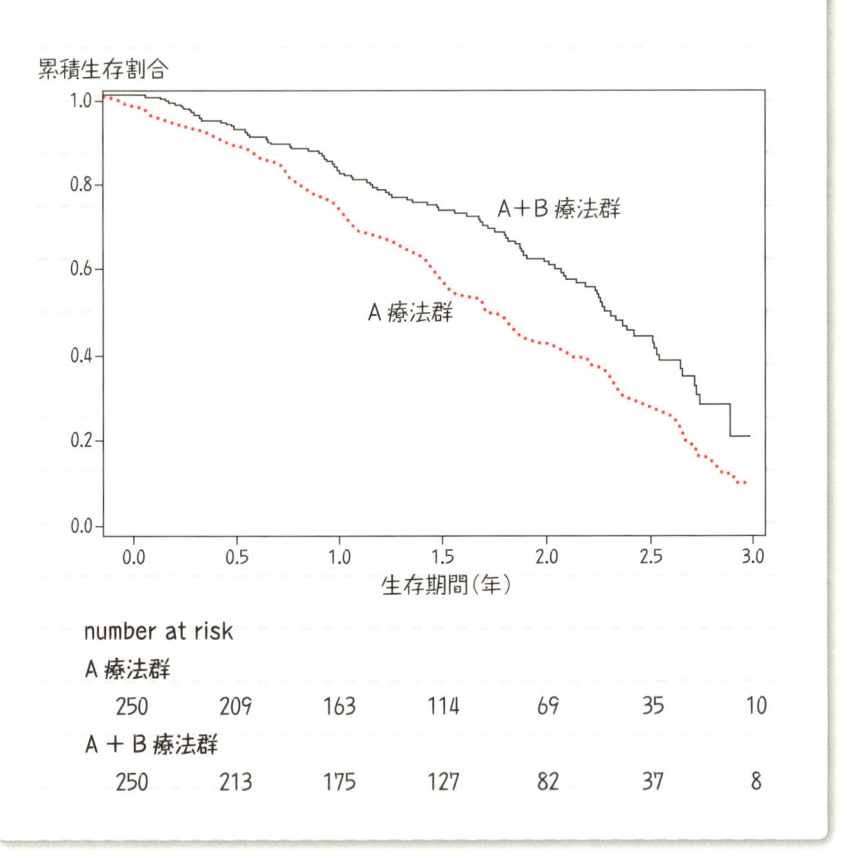

累積生存割合

（グラフ：A療法群 と A＋B療法群 の生存曲線、横軸 生存期間（年） 0.0〜3.0）

number at risk

A療法群
250   209   163   114   69   35   10

A＋B療法群
250   213   175   127   82   37   8

ロになってしまう．受ける印象はかなり違ったものとなるが，その違いは実は一番最後の対象者がイベントを起こしたかどうかだけである．

図12のように，上はイベントがみられなかった場合，下はC療法の一番最後にイベントがみられた場合である．まったく受ける印象が異なることがよくわかる．

Kaplan-Meierプロットでは，いくつかの時点において，イベントを発生し

図14

累積死亡割合（1−生存割合）の Kaplan-Meier プロット

累積死亡割合

	0.0	0.5	1.0	1.5	2.0	2.5	3.0
生存期間（年）							

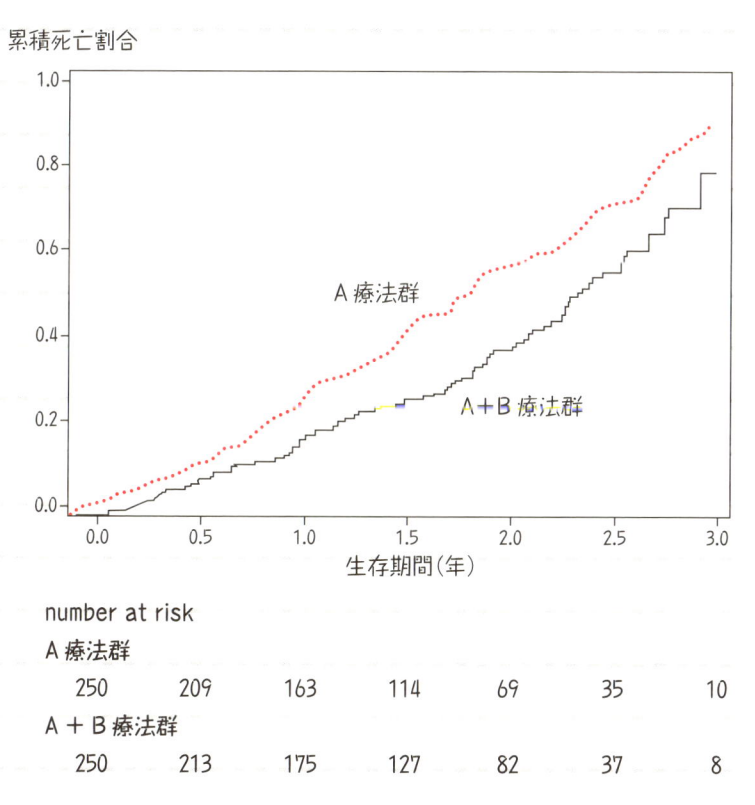

number at risk

A 療法群
| 250 | 209 | 163 | 114 | 69 | 35 | 10 |

A＋B 療法群
| 250 | 213 | 175 | 127 | 82 | 37 | 8 |

うる患者数（number at risk という）を示すこともある．これにより，各時点においてイベントも起こさず，打ち切りにもなっていない患者数を知ることができる．図13，14 では，A 療法群と A+B 療法群それぞれについて，半年ごとに number at risk が示されている．

打ち切りが起きた時点に＋や｜などの印をつけて，打ち切りがいつ，どのくらい起こっているかを示すこともある．これにより，たとえば特定の治療群

2. 生存時間データをどう解析するか？

ばかりで打ち切りが起こっていないか，ある時点で大量に打ち切りが起こっていないか，などを知ることができる．Kaplan-Meierプロットでは，累積生存割合ではなく，累積死亡割合を示すこともある．1から累積生存割合をひいたものが累積死亡割合であるから，累積死亡割合のKaplan-Meierプロットは，累積生存割合のKaplan-Meierプロットを裏返したものとなる．見かけは異なるが，示しているものは同じである．

Point！

・研究が終了した時点で生存割合が50%より高い場合は当然，生存期間中央値を計算することはできない．not reach（NR）と表現されることが多い

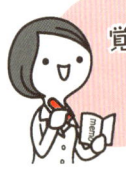

覚えておこう

カクカクと生存曲線が落ちるところで患者に死亡がおきている…"亡くなった"という重い事実であることを再認識しよう．

column

〈臨床試験の3つの相（フェーズ）[抗がん剤の場合]〉

　臨床試験では，第Ⅰ相，第Ⅱ相，第Ⅲ相という3つの相（フェーズ）を設けて段階的に評価を進める．それぞれの相では達成すべき目的があり，それをクリアできれば，次の相に進む．抗がん剤の場合は，第Ⅰ相で安全性，第Ⅱ相で腫瘍縮小効果などの有効性と安全性，第Ⅲ相で延命効果を中心とした臨床的有効性が検証されて初めて，新しい薬剤が有効であると判断できる．

第Ⅰ相試験

　薬剤候補物質を，初めて人に投与するのが第Ⅰ相試験である．初めて人に投与するので，リスクをともなう．倫理的な点から

も，すでに標準治療による治療が行われ，効果がみられない少数の患者を対象とすることが多い．非常に少ない用量から徐々に増量し，どのくらいの用量まで投与すれば，許容できない程度の毒性（用量制限毒性，dose limiting toxicity；DLT）が発現するのかを調べる．そして，投与した患者のうち，あらかじめ定めた割合以上の患者にDLTが発現した用量を最大耐量（maximally tolerated dose；MTD）という．MTDを基に，第Ⅱ相試験における推奨投与量（recommended dose；RD）が決定される．第Ⅰ相試験の主な目的は，薬剤候補物質の安全性の評価，MTDの推定，第Ⅱ相試験におけるRDの決定である．

第Ⅱ相試験

第Ⅱ相試験は，第Ⅰ相試験で決定された用法・用量に従って治療効果および安全性を評価するために行われる．抗がん剤が患者にもたらす直接的なベネフィットである延命効果を調べるには時間がかかる．第Ⅱ相試験の段階では，もっと短期間に抗がん剤の有効性を調べて，第Ⅲ相試験に進める見込みがあるかどうかを知りたい．そこで，比較的短期で結果がわかる腫瘍縮小効果を評価する．腫瘍縮小効果を測るものさしは，抗がん剤が投与された患者のうち，腫瘍の縮小が観察された患者の割合（奏効率）である．腫瘍縮小効果の判定では，国際的なガイドラインであるRECISTが用いられるのが一般的である．

第Ⅲ相試験

第Ⅲ相試験では，第Ⅱ相試験で腫瘍縮小効果と安全性が確認された薬剤の臨床的有用性を検証する．そのためには，試験に参加する患者に対して新しい薬剤による治療と，現時点での標準治療を，ランダムに割り付けて（ランダム化），その結果を比較し，優劣を決める．第Ⅱ相では，腫瘍縮小効果を奏効率で評価したが，第Ⅲ相では，患者の直接的なベネフィットである延命効果を生存期間で評価する．第Ⅲ相試験で，既存の標準治療よりも統計的に有意に優れた生存期間が得られた場合，新しい薬剤による治療が，これまでの標準治療にとってかわることになる．

Chapter 3 log-rank 検定

log-rank 検定

　Kaplan-Meier 法では，打ち切りを考慮して時間と生存割合の関係をプロットできる．では，たとえば A 療法を行った場合と A+B 療法を行った場合に，どちらの生存状況が優れているかを評価するにはどうすればよいだろうか．1 年生存割合や 3 年生存割合を比べるよりも，時間と生存割合の関係を全体で比べるほうが妥当である．前章では，治療の効果などに違いがあるかどうかを統計的仮説検定によって調べることを示し，エンドポイントの種類によってさまざまな検定方法があることを述べた．生存時間データでは，log-rank 検定が使われる．log-rank 検定では，ある特定の時点における生存割合（たとえば 1 年生存割合）を比較するのではなく，生存曲線の全体を比較することで，両群の生存状況に差があるかを検定することができる（図 1, 2）．

　Y がん患者 20 人を，A+B 療法 10 人，A 療法 10 人にランダム割り付けをして追跡を行った臨床試験の例を使って，log-rank 検定を説明する．この臨床試験のエンドポイントは全生存期間（OS），つまりイベントは死因を問わないあらゆる死亡である．

　Kaplan-Meier 法で描いた生存曲線をみてほしい（図 3）．これは，A+B 療法，A 療法それぞれの生存曲線をみていくと，全体的に A+B 療法のほうが累積生存割合が高いようである．追跡が終了した段階では A+B 療法の累積生存割合は 90％，A 療法の累積生存割合は 70％であることがわかる．

Point !

P.147 の **Point !** の前までは，後で読んでもいいよ！

図1

特定の時点の生存割合の比較ではない

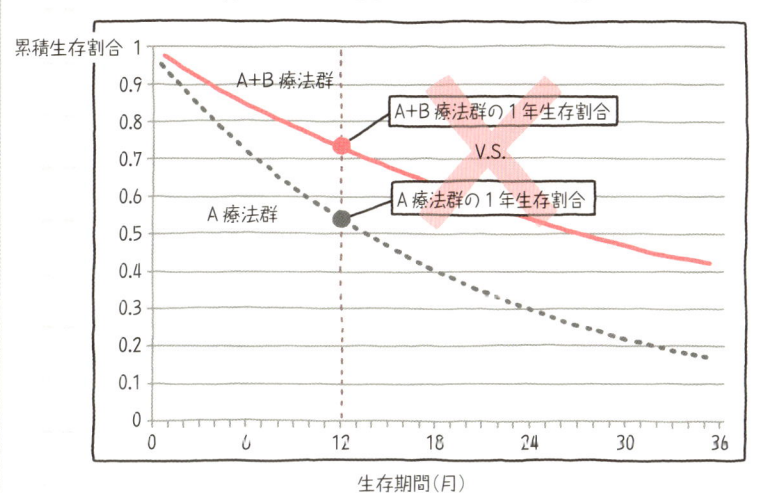

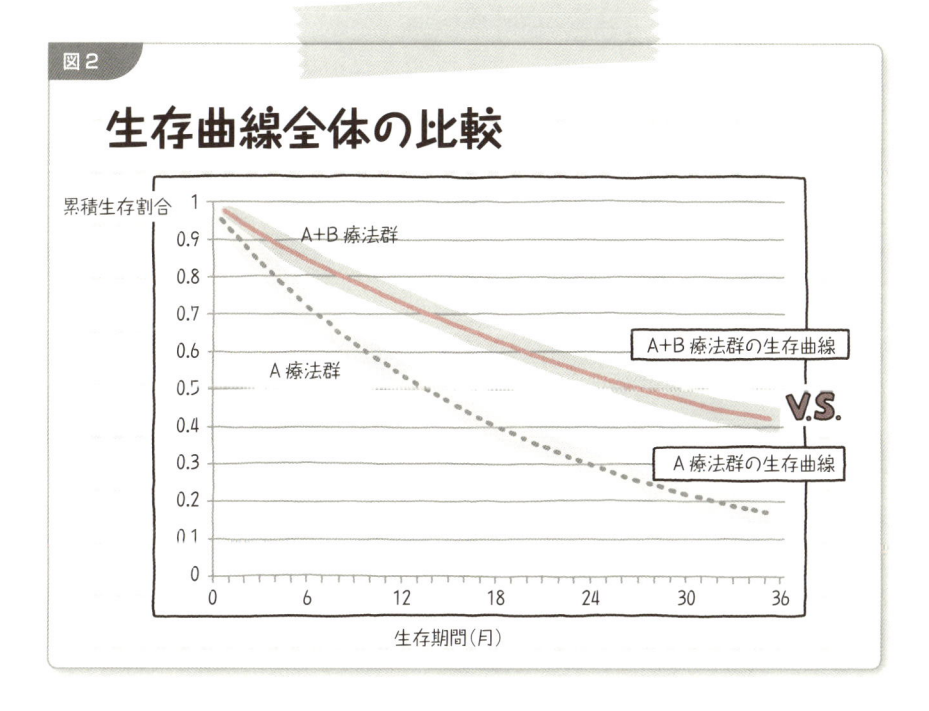

累積生存割合／生存期間(月)

A+B療法群
A+B療法群の1年生存割合
V.S.
A療法群
A療法群の1年生存割合

図2

生存曲線全体の比較

累積生存割合／生存期間(月)

A+B療法群
A療法群
A+B療法群の生存曲線
V.S.
A療法群の生存曲線

図3

A+B療法 vs A療法のランダム化比較試験の例

累積生存割合

(グラフ：縦軸 累積生存割合 1.0, 0.9, 0.8, 0.7／横軸 0, t1, t2, t3, t4, 終了／A+B療法群とA療法群の生存曲線)

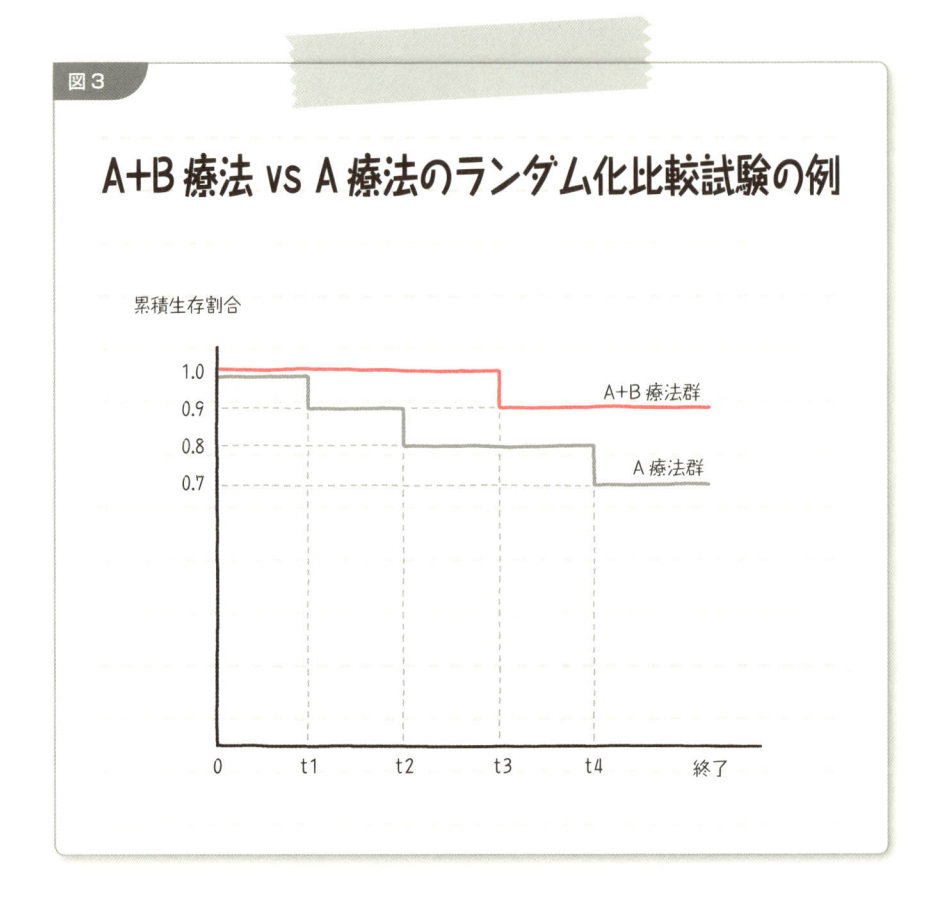

　図4は，A+B療法群，A療法群に関係なく，どちらかの群，もしくは両方の群で死亡が起こった時点（t1, t2, t3, t4）ごとに，その時点の直前で生存している患者数「合計」，各時点で死亡した患者数「死亡」，その時点直後に生存している患者数「生存」の人数をA+B療法群およびA療法群ごとにまとめたものである．たとえば，A+B療法群では，開始時点にいた10人が，t3の時点で1人死亡して9人となり，その後の死亡者はいないため，研究の終了時点では9人が生存していることを示している．A療法群ではt1, t2, t4の時点でそれぞれ1人が死亡しており，終了時点では7人が生存している．

　まず，時点t1をみてみよう．時点t1におけるA+B療法群とA療法群の生

図4

		開始時点	t1	t2	t3	t4	終了時点
A+B療法	合計	10	10	10	10	9	9
	死亡	—	0	0	1	0	
	生存	—	10	10	9	9	
A療法	合計	10	10	9	8	8	7
	死亡	—	1	1	0	1	
	生存	—	9	8	8	7	

研究開始時点では，Yがん患者20人がA+B療法群とA療法群に10人ずつ割り付けられている
時点t1，t2，t3，t4で，死亡が起こっている
終了時点ではA+B療法群9人，A療法群7人が生存している

- 合計：死亡が起こった時点(t1, t2, t3, t4)の直前で生存している患者数
- 死亡：時点t1, t2, t3, t4で死亡した人数
- 生存：死亡が起こった時点(t1, t2, t3, t4)の直後に生存している患者数

存者数と死亡者数を抜き出すと図5のとおりとなる．時点t1ではA+B療法を受けた10人のうち，1人も死亡していない．一方，A療法を受けた10人のうち，1人が死亡している．両群をあわせると，20人のうち1人が死亡していることになる．つまり，時点t1での両群あわせての死亡割合が1/20である．もし，A+B療法とA療法に治療効果の違いがなければ，A+B療法もA療法も死亡割合は同じになるはずである．つまり，A+B療法群では，10人に1/20をかけた1/2人($10×1/20=1/2$)，A療法群でも10人のうち1/20をかけた1/2人($10×1/20=1/2$)が死亡すると考えられる．しかし，実際にはA療法の

図5

時点 t1

		開始時点	t1	t2	t3	t4	終了時点
A+B療法	合計	10	10	10	10	9	9
	死亡	—	0	0	1	0	—
	生存	—	10	10	9	9	—
A療法	合計	10	10	9	8	8	7
	死亡	—	1	1	0	1	—
	生存	—	9	8	8	7	—

t1	A+B療法	A療法	合計
死亡	0	1	1
生存	10	9	19
合計	10	10	20

1. 時点 t1 での全体（A+B療法群10人＋A療法群10人）の死亡割合は 1/20
2. もし，A+B療法とA療法の効果に違いがないのであれば，A+B療法群の死亡割合とA療法群の死亡割合は同じはず（どちらも 1/20）
3. つまり，両群の死亡者数は
   A+B療法：10×1/20 ＝ 1/2 人，A療法：10×1/20 ＝ 1/2 人
   となるはず（期待値）
4. 実際の死亡者数との差をとる
   A+B療法：0−1/2 ＝ −1/2，（A療法だと 1−1/2 ＝ 1/2）

※足してゼロになる

みで1人が死亡している．この実際の死亡者数(A+B療法群：0人，A療法群：1人)と「A+B療法とA療法の治療効果に違いがない」という仮定(帰無仮説)のもとで計算される死亡者数(A+B療法群：1/2人，A療法群：1/2人)の差を計算する．時点t1時点のA+B療法群では0-1/2 = -1/2となる．この"-1/2"が，t1時点において，A+B療法群の実際の死亡者数と，A+B療法とA療法の治療効果が同じと仮定した場合に考えられるA+B療法群の死亡者数との差である．なお，A療法について計算すると1-1/2 = 1/2となり，A+B療法の-1/2と足して0になることがわかる．

次にt2の時点をみてみよう．t1と同様に，t2についても生存者数と死亡者数を図6に示した．A+B療法群には死亡者がいない．A療法では9人のうち，1人が死亡している．ここでもt1と同様に実際の死亡者数と，A+B療法とA療法の治療効果に違いがないと仮定したときの死亡者数の差を計算する．t2の時点ではA+B療法10人とA療法9人を足した19人のうち，死亡者は1人であるため，全体の死亡割合は1/19である．そのため，両群に治療効果の違いがなければ，A+B療法群については10×1/19 = 10/19人，A療法群については9×1/19 = 9/19人が死亡すると考えられる．A+B療法群の実際の死亡者数との差は0-(10/19) = -10/19である．

t3(図7)では，A+B療法群10人，A療法群8人のうち，A+B療法群の1人が死亡している．そのため，t3における全体の死亡割合は1/18である．A+B療法群でもA療法群でも死亡割合に差がないと仮定すると，A+B療法群では10人のうち，10×1/18 = 5/9人，A療法群では8人のうち，8×1/18 = 4/9人が死亡すると考えられる．A+B療法群のt3時点における実際の死亡者数(1人)との差をとると1-(5/9) = 4/9となる．t4でも，t1, t2, t3と同様に計算して-9/17という値が得られる(図8)．

これらの値をすべて合計すると，試験開始時点から終了時点までの期間におけるA+B療法群の実際の生存状況と，両群に差がないと仮定した場合に予想されるA+B療法群の生存状況とのズレの大きさを示すことになる(もし両群にまったく差がない場合は0になる)．A+B療法群に関して合計すると(-1/2)+(-10/19)+(4/9)+(-9/17) ≒ -1.11となる．A+B療法群の実際の死亡者数と，両群に差がない場合に予測される死亡者数の差である．「-1.11」という負の値は，A+B療法群では実際の死亡者数が，両群の生存状況に差がない

図6

時点 t2

A+B療法群
期待値と実際の値の差　　　−1/2

		開始時点	t1	t2	t3	t4	終了時点
A+B療法	合計	10	10	10	10	9	9
	死亡	—	0	0	1	0	—
	生存	—	10	10	9	9	
A療法	合計	10	10	9	8	8	7
	死亡	—	1	1	0	1	—
	生存	—	9	8	8	7	—

t2	A+B療法	A療法	合計
死亡	0	1	1
生存	10	8	18
合計	10	9	19

1. 時点 t2 での全体（A+B療法群10人＋A療法群9人）の死亡割合は 1/19
2. もし，A+B療法とA療法の効果に違いがないのであれば，A+B療法群の死亡割合とA療法群の死亡割合は同じはず（どちらも 1/19）
3. つまり，両群の死亡者数は
   A+B療法：10×1/19＝(10/19) 人，A療法：9×1/19＝(9/19) 人
   となるはず（期待値）
4. 実際の死亡者数との差をとる
   A+B療法：0−(10/19)＝−10/19，（A療法だと 1−(9/19)＝10/19）

※足してゼロになる

図7

時点 t3

A+B 療法群
期待値と実際の値の差　　　−1/2　−10/19

		開始時点	t1	t2	t3	t4	終了時点
A+B療法	合計	10	10	10	10	9	9
	死亡	—	0	0	1	0	—
	生存	—	10	10	9	9	—
A療法	合計	10	10	9	8	8	7
	死亡	—	1	1	0	1	—
	生存	—	9	8	8	7	—

t3	A+B療法	A療法	合計
死亡	1	0	1
生存	9	8	17
合計	10	8	18

1. 時点 t3 での全体(A+B 療法群 10人＋A 療法群 8 人)の死亡割合は 1/18
2. もし，A+B 療法と A 療法の効果に違いがないのであれば，A+B 療法群の死亡割合と A 療法群の死亡割合は同じはず
   (どちらも 1/18)
3. つまり，両群の死亡者数は
   A+B 療法：$10 \times 1/18 = (5/9)$人，A 療法：$8 \times 1/18 = (4/9)$人
   となるはず(期待値)
4. 実際の死亡者数との差をとる
   A+B 療法：$1 - (5/9) = 4/9$，(A 療法だと $0 - (4/9) = -4/9$)

※足してゼロになる

図8

時点 t4

A+B 療法群
期待値と実際の値の差　　－1/2　－10/19　4/9

		開始時点	t1	t2	t3	t4	終了時点
A+B療法	合計	10	10	10	10	9	9
	死亡	—	0	0	1	0	—
	生存	—	10	10	9	9	
A療法	合計	10	10	9	8	8	7
	死亡	—	1	1	0	1	—
	生存	—	9	8	8	7	—

t4	A+B療法	A療法	合計
死亡	0	1	1
生存	9	7	16
合計	9	8	17

1. 時点 t4 での全体（A+B 療法群9人＋A 療法群8人）の死亡割合は 1/17
2. もし，A+B 療法と A 療法の効果に違いがないのであれば，A+B 療法群の死亡割合と A 療法群の死亡割合は同じはず（どちらも 1/17）
3. つまり，両群の死亡者数は
   A+B 療法：$9 \times 1/17 = (9/17)$ 人，A 療法：$8 \times 1/17 = (8/17)$ 人
   となるはず（期待値）
4. 実際の死亡者数との差をとる
   A+B 療法：$0 - (9/17) = -9/17$，（A 療法だと $1 - (8/17) = 9/17$）

※足してゼロになる

図9

1. 死亡が起こったすべての時点でそれぞれ期待値と実際の値の差を足し合わせる（(−1/2)+(−10/19)+(4/9)+(−9/17)≒−1.11）
2. 「−1.11」を2乗して分散で割った値でlog-rank検定を行うことができる

A+B療法群
期待値と実際の値の差　　　−1/2　−10/19　4/9　−9/17

		開始時点	t1	t2	t3	t4	終了時点
A+B療法	合計	10	10	10	10	9	9
	死亡	—	0	0	1	0	—
	生存	—	10	10	9	9	—
A療法	合計	10	10	9	8	8	7
	死亡	—	1	1	0	1	—
	生存	—	9	8	8	7	—

場合に予測される死亡者数より少ないことを示している．「−1.11」という"ズレの大きさ"が，両群の生存状況に差がないのに偶然に生じたバラツキの範囲内（＝両群の生存状況に差がない）なのか，そうではない（＝両群の生存状況に差がある）かを調べるために，ズレの大きさを2乗して分散で割る．この値によってlog-rank検定を行うことができる（図9）．今回の例では，「−1.11」の2乗を分散で割ると1.24という値が得られ（小数点以下3桁を四捨五入，分散の計算式は本書では省略する），log-rank検定の結果はp＝0.2653となる．なお，A療法群に注目して計算を行っても同じ結果となる．

Point！

- log-rank検定は，2群の生存状況に差があるかを検定する方法
- ある1時点の生存割合ではなく，生存曲線全体同士を比べる
- 統計ソフトを用いると，すぐ出てくるp値であるが，ソフトのなかでどんなことが行われているか知っておいて損はない

Chapter 4 Cox 回帰

Cox 回帰モデル
−はじめに−

　ここまで，生存期間と累積生存割合の関係をプロットする Kaplan-Meier 法や，生存期間を比較する log-rank 検定について説明した．これらの手法を用いて A+B 療法群と A 療法群それぞれの生存期間の全体像がわかり，両者に違いがあるかも検定することができる．今回の例の臨床試験ではランダム割り付けを行っているため，A+B 療法群と A 療法群は，治療法以外の背景因子には違いはないはずである．しかし，性別や年齢，stage などの予後に影響を与える因子がどちらかの群に偶然に偏ってしまうかもしれない．そこで，このような因子が生存期間に与える影響を考慮したうえで A+B 療法の効果を評価するために回帰分析（p.94）を行うことになる．生存時間データに対しては，**Cox 回帰モデル（比例ハザードモデル）** が広く用いられている．

覚えておこう

生存時間データを解析するための 3 つのツール

- Kaplan-Meier 法
  ▶生存期間と累積生存割合の関係をプロットする

- log-rank 検定
  ▶2 群の生存曲線を比較する

- Cox 回帰モデル（比例ハザードモデル）
  ▶治療法や背景因子などが生存期間に与える影響を評価する

Chapter 4 Cox 回帰

ハザードとは？

　Cox 回帰モデルでは，生存期間や生存割合をそのままモデルで考えるのではなく，**ハザード**という指標を用いる．ハザードを説明する前に，「**死亡割合**」と「**死亡率**」について説明する．

　図1は，全生存期間をエンドポイントとして，A，B，C，D，E の5人を5年間，追跡した例である．A は3年目で打ち切り，B，C，D はそれぞれ1年，4年，2年で死亡，E は追跡期間終了(5年目)まで生存して打ち切りとなっている．この結果から，5人の生存状況をまとめるとどうなるか．まず考えられるのは，**全体の人数のうち死亡者が占める割合**の60%(3/5＝0.6)である．つまり死亡割合である．死亡割合では，追跡した期間が長いか短いかに関係なく，人数単位で計算される．開始から1年目で死亡しても4年目で死亡しても「1人の死亡者」として同じ扱いとなる．一方，各対象者の追跡した時間も考慮するために，対象者数と追跡期間を組み合わせた人年法という考え方がある．人年法では，各対象者の追跡開始時点からイベント発生(死亡など)，もしくは打ち切り(最終観察日もしくは追跡終了日)までの期間を全員分，合計する．これは総人年と呼ばれる．今回の例で総人年を計算すると，3＋1＋4＋2＋5＝15 となり，15人年である．この15人年のうち，死亡者数は3人である．「15人年あたり3人の死亡」を1人年あたりに換算すると「1人年あたり0.2(3/15)人の死亡」となる．これは，**単位時間あたりの死亡者数**であり，死亡率という．ある期間に観察された死亡者数を，その観察された総人年で割って単位時間あたりの死亡者数を求める死亡率は，車である一定の距離を走ったときに，それにかかった時間で割ることで得られる単位時間あたりの走行距離(＝平均速度)とイメージが似ている．

　死亡率は，車の平均速度にもたとえられるように，観察期間全体における平均的な死亡の発生状況を示す指標といえる．しかし，死亡の起こりやすさは，

時間の経過によっても異なることが考えられる．車がいつも一定速度で走っているのではなく，途中で速度が遅くなったり早くなったり，その時々で速度は変化するのと似ている．疾患の特性や治療の内容にもよるが，たとえば，追跡を開始した最初の1年間(0～1年目)と最後の1年間(4～5年目)では，死亡の起こりやすさは同じではないかもしれない．そこで，単位時間の死亡者数である死亡率の「単位時間」をどんどん短くしていった，ある瞬間の死亡率をハザードという．たとえば，「6か月目のハザード」とは，6か月目という時点がくる直前まで生存していた対象者が6か月目の瞬間に死亡する確率である．先ほどは，死亡率を車の平均速度にたとえたが，ハザードは走行中のその時々の瞬間速度に相当し，==時間の経過によって変動する瞬間死亡率==といえるだろう．

　死亡割合のことを死亡率と呼ぶこともあり，実際の場面で使い分けが必ずしも厳密になされているわけではない．また，"人年"というが，時間の単位は年でなくて月でも日でもよい．

注意しよう

死亡割合
- 全体の人数のうち，死亡者が占める割合
- 追跡期間が長いか短いかにかかわらず，人数単位で計算される
- 単位は「パーセント(%)」

死亡率
- ある単位時間あたりの死亡者数
- 対象者全員の追跡期間の合計(総人年)における死亡者数から計算される
- 観察期間全体における平均的な死亡の発生状況を示す
- 単位は「人/単位時間」

ハザード
- ある時点の，瞬間における死亡率
- 時間とともに変化する
- 単位は「人/単位時間」

図1

ハザードとは

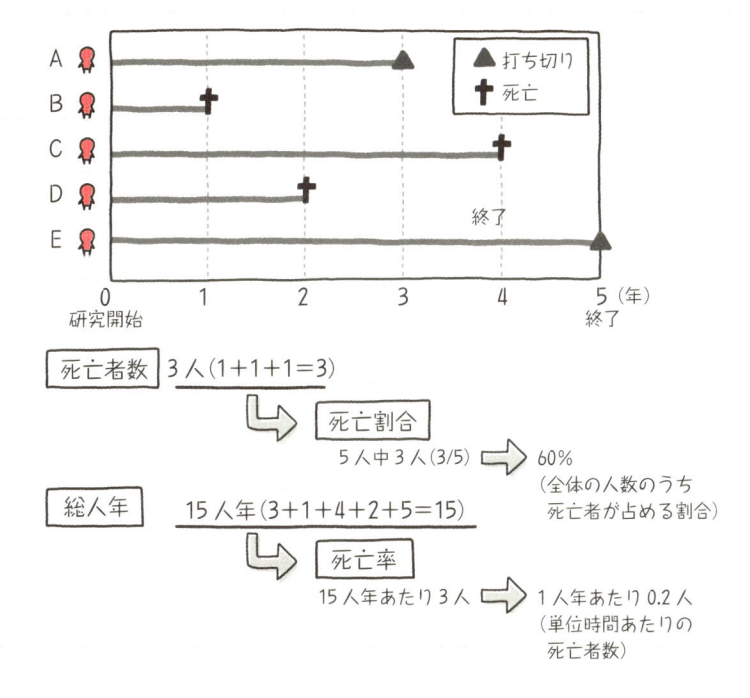

	▲ 打ち切り
	✝ 死亡

A 🧍 ────────────────▲
B 🧍 ─────✝
C 🧍 ──────────────✝
D 🧍 ──────────✝
E 🧍 ──────────────────────▲

0　　　1　　　2　　　3　　　4　　　5（年）
研究開始　　　　　　　　　　終了　　　　　終了

死亡者数　3人（1+1+1=3）
　↳ 死亡割合
　　　5人中3人（3/5） ⇒ 60%
　　　　　　　　　　　（全体の人数のうち
　　　　　　　　　　　　死亡者が占める割合）

総人年　15人年（3+1+4+2+5=15）
　↳ 死亡率
　　　15人年あたり3人 ⇒ 1人年あたり0.2人
　　　　　　　　　　　　（単位時間あたりの
　　　　　　　　　　　　　死亡者数）

ハザードと死亡率のイメージ

- ハザードは，その瞬間の死亡率であり，時間とともに変化する
- イメージ的には，以下のような関係に似ている

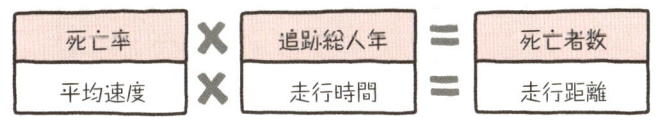

死亡率	×	追跡総人年	=	死亡者数
平均速度	×	走行時間	=	走行距離

ハザードは瞬間速度に相当する

2. 生存時間データをどう解析するか？

Chapter 4 Cox 回帰

Cox 回帰

　Cox 回帰では生存時間データ全体を「時間に関連した部分」と「治療法や背景因子などに関連した部分」に分ける．そして，「治療法や背景因子などに関連した部分」（＝時間とは関係のない部分）を推定することによって，治療効果や背景因子の影響を評価することができる．

　Cox 回帰で生存期間を評価する際には，p.149〜151 にも説明したように，生存期間そのものを用いるのではなく，ハザードという概念を用いる．==ハザードとは，ある時点の「瞬間における死亡率」==である．

　Cox 回帰では，時間によって変動するハザード（基準ハザード）に治療法や背景因子の効果が加わって，ある時点におけるハザードになるというモデルを考える．基準ハザードは時間とともに変化するが，それに影響を与える治療法や背景因子などの効果は時間を通して一定であると考える．このモデルによって，データ全体を時間とともに変化する基準ハザード（＝時間に関連する部分）と治療法や背景因子などの効果（＝治療法や背景因子などに関連する部分）に分けるのである．**図1**で示すように，時点 t1 のハザードは，時点 t1 の基準ハザードに，治療法と背景因子の効果が加わったものである．時点 t2 のハザードは，時点 t2 の基準ハザードに治療法と背景因子の効果が加わったものである．繰り返しになるが治療法と背景因子の効果は時間によらず一定である．

　ある時点 t における A+B 療法群と A 療法群のハザードは**図2**のようになる．基準ハザードは，治療法や背景因子によらず，時間の経過によって変わる．A+B 療法群であっても A 療法群であっても，時点が同じであれば基準ハザードは同じと考えられる．

　つぎに，時点 t における A+B 療法群のハザードと A 療法群のハザードの比をとると，**図3**のようになる．時点が同じならば，基準ハザードは A+B 療法群でも A 療法群でも同じであるため，**図4，5**のようになる．さらに，背景因

図1

Cox 回帰

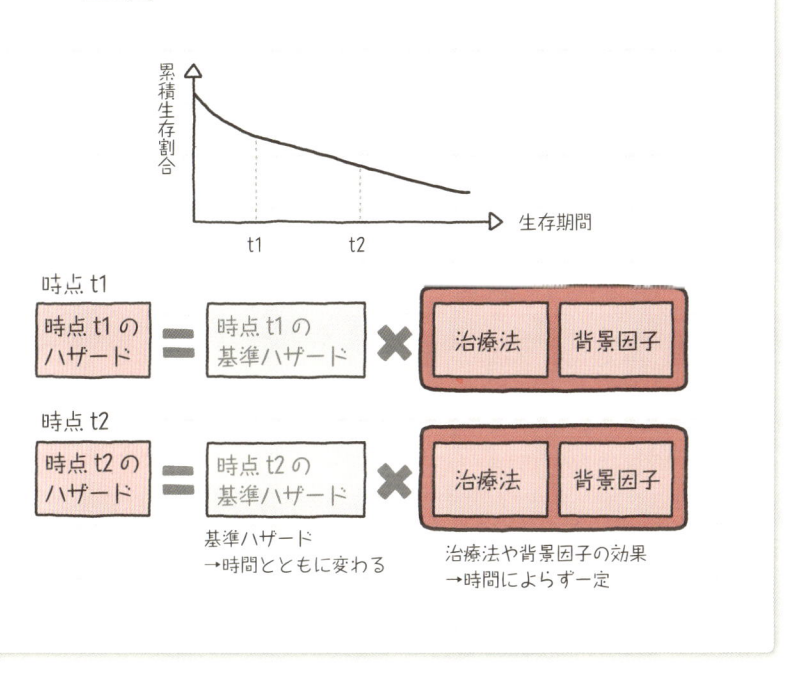

累積生存割合／生存期間

時点 t1, t2

時点 t1 のハザード ＝ 時点 t1 の基準ハザード × 治療法 背景因子

時点 t2 のハザード ＝ 時点 t2 の基準ハザード × 治療法 背景因子

基準ハザード
→時間とともに変わる

治療法や背景因子の効果
→時間によらず一定

覚えておこう

- ここでは A+B 療法と A 療法の効果に注目して説明しているが，ステージや性別などの背景因子に注目して，それぞれの背景因子の影響の大きさをハザード比で示すこともできる

図2

時点 t における A+B 療法群と A 療法群のハザード

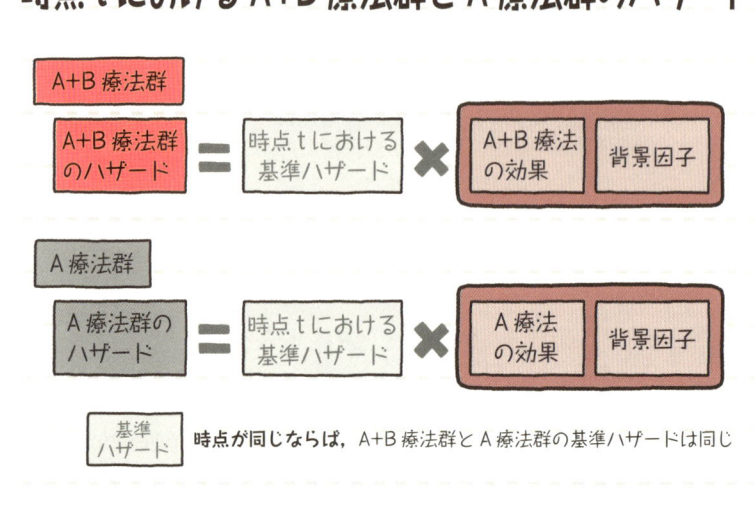

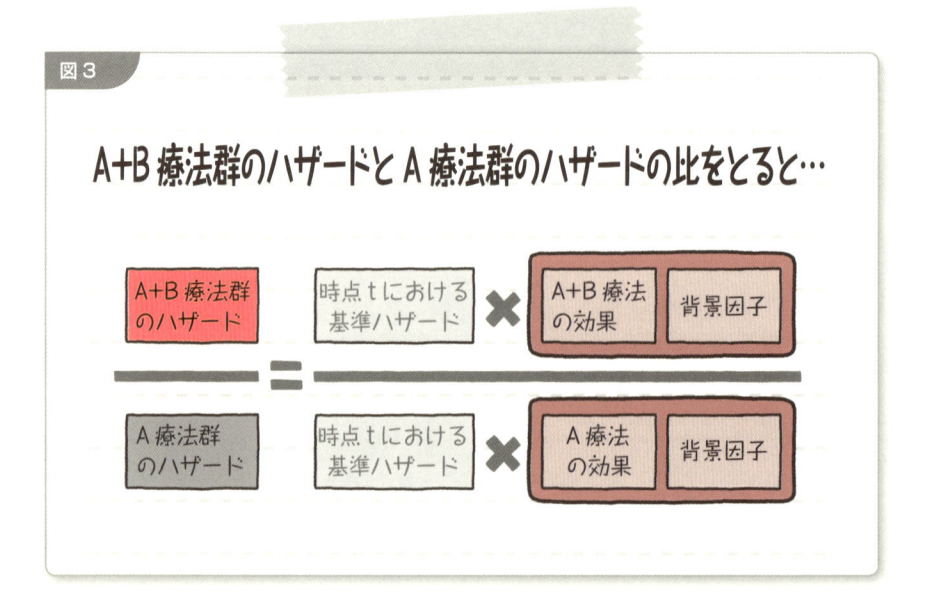

- A+B 療法群
  - A+B 療法群のハザード = 時点 t における基準ハザード × A+B 療法の効果 | 背景因子
- A 療法群
  - A 療法群のハザード = 時点 t における基準ハザード × A 療法の効果 | 背景因子
- 基準ハザード：時点が同じならば，A+B 療法群と A 療法群の基準ハザードは同じ

図3

A+B 療法群のハザードと A 療法群のハザードの比をとると…

$$\frac{\text{A+B 療法群のハザード}}{\text{A 療法群のハザード}} = \frac{\text{時点 t における基準ハザード} \times \text{A+B 療法の効果} \mid \text{背景因子}}{\text{時点 t における基準ハザード} \times \text{A 療法の効果} \mid \text{背景因子}}$$

図4

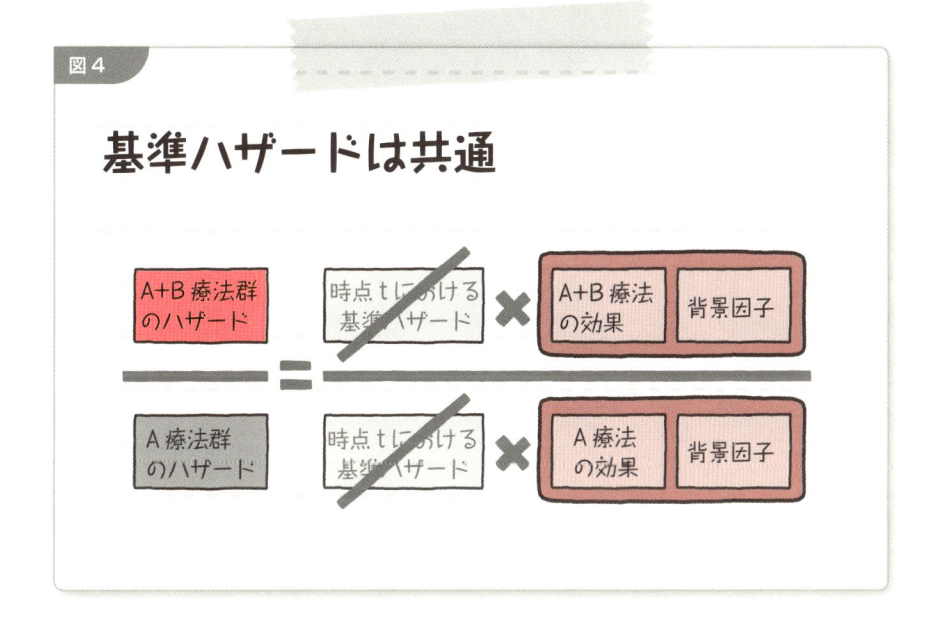

基準ハザードは共通

$$\frac{\text{A+B療法群のハザード}}{\text{A療法群のハザード}} = \frac{\cancel{\text{時点tにおける基準ハザード}} \times [\text{A+B療法の効果} \mid \text{背景因子}]}{\cancel{\text{時点tにおける基準ハザード}} \times [\text{A療法の効果} \mid \text{背景因子}]}$$

図5

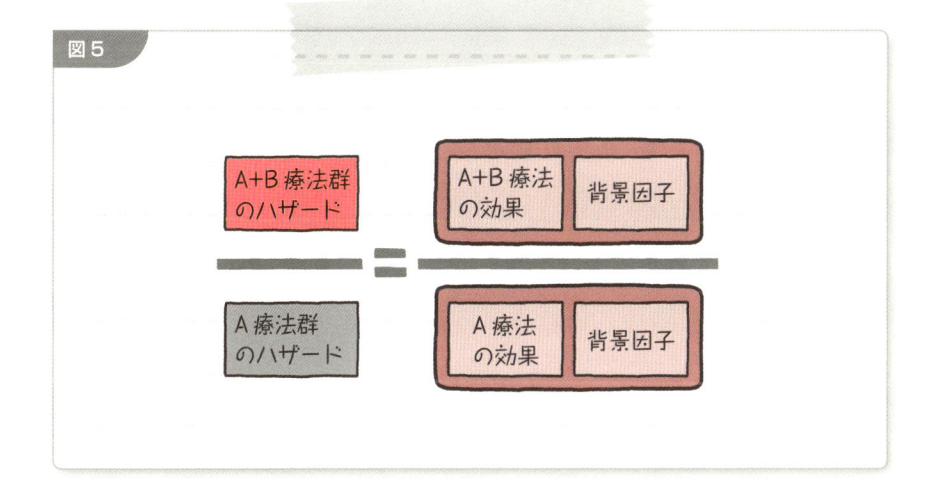

$$\frac{\text{A+B療法群のハザード}}{\text{A療法群のハザード}} = \frac{[\text{A+B療法の効果} \mid \text{背景因子}]}{[\text{A療法の効果} \mid \text{背景因子}]}$$

図6

ハザード比

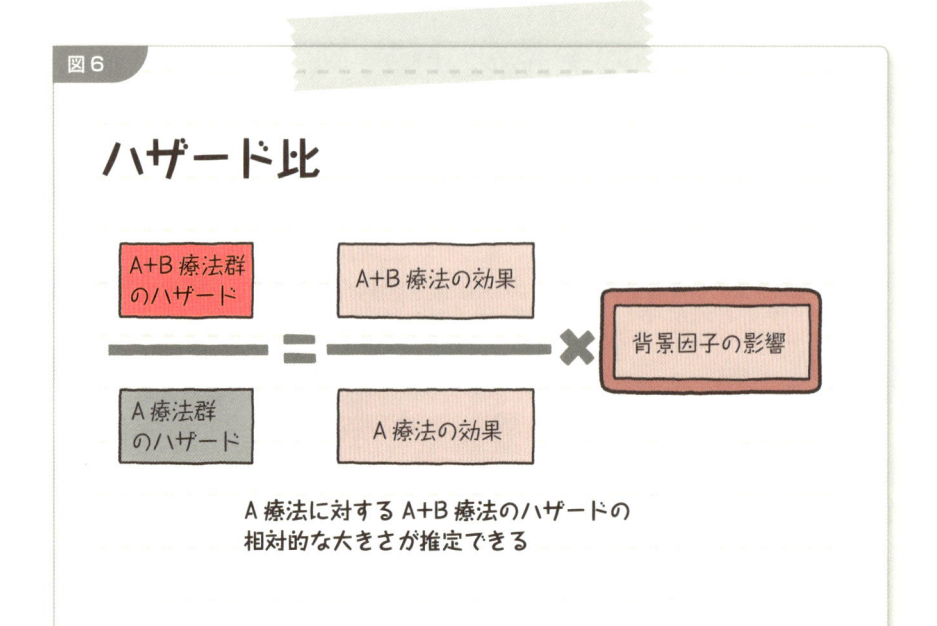

A+B療法群のハザード / A療法群のハザード = A+B療法の効果 / A療法の効果 × 背景因子の影響

A療法に対するA+B療法のハザードの相対的な大きさが推定できる

Point!

Question：もし海外の臨床試験で，A療法に対するA+B療法のハザード比が0.7だった場合，日本で同じような臨床試験を行ったときもハザード比は0.7になるかな？

Answer：「海外と日本の違い」を生んでいる要因を背景因子として調整できるなら図5と同じ状況になるので，日本の試験でもハザード比は0.7になると考えることができる．もちろんモデルが正しいことが前提だし，臨床的にどう判断するかは，また別の問題だね．

子による効果も治療法によらず存在すると考えると，図6のようになる．つまり，Cox回帰モデルでは，背景因子の影響も考慮しつつ，A療法に対するA+B療法の相対的な効果の大きさをハザード比の形で推定できるのである．ハザード比は，A療法のハザードに対するA+B療法のハザードの相対的な大きさを示す．もし，A+B療法のほうがA療法よりも有効であればA療法のハザードよりもA+B療法のハザードのほうが小さくなるので，ハザード比は1よりも小さくなる．一方，A療法のほうがA+B療法よりも有効であれば，ハザードはA+B療法よりもA療法のほうが小さいということになるので，ハザード比は1よりも大きくなる．

なお，ここでは治療法（A+B療法 v.s. A療法）に注目した説明をしたが，stageや性別，遺伝子型などの背景因子についても治療法と同様に，ハザード比によって相対的な影響の大きさを推定することができる．

Point !

Cox回帰とは…
- 生存時間データを解析するための回帰モデル
- 生存時間そのものではなく，ハザード(p.149)を用いる

- Cox回帰モデルは，以下の2つの部分からなる
  ▶ 基準ハザード（時間とともに変わる）
  ▶ 治療法や背景因子の効果（時間によらず一定）

- ハザード比をとることで，治療法や背景因子の相対的な効果の大きさを推定する
  （ハザード自体を推定するのではない）
  ▶ ×：「A+B療法のハザードは○○である」
  ▶ ○：「A+B療法のハザードはA療法のハザードの△△倍である」

図8

A+B療法がA療法より有効

▶ A+B療法群のハザードがA療法群のハザードより小さい
▶ ハザード比は1より小さくなる

例) ハザード比 = 0.5

累積生存割合

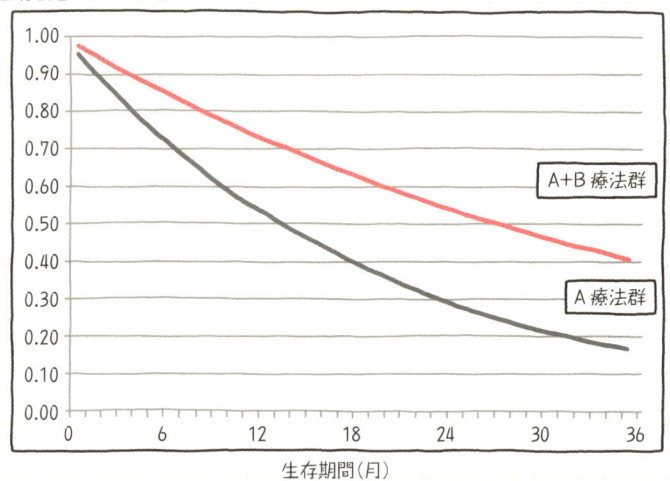

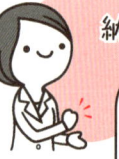

(グラフ: 縦軸 0.00〜1.00、横軸 生存期間(月) 0〜36、A+B療法群とA療法群の累積生存曲線)

納得!

A+B療法群のハザードがA療法群のハザードより小さい場合,ハザード比は1より小さくなる.
→ A+B療法がA療法より有効と考えられる.

図9

A療法がA+B療法より有効

▶ A+B療法群のハザードがA療法群のハザードより大きい
▶ ハザード比は1より大きくなる

例)ハザード比＝ 1.5

累積生存割合

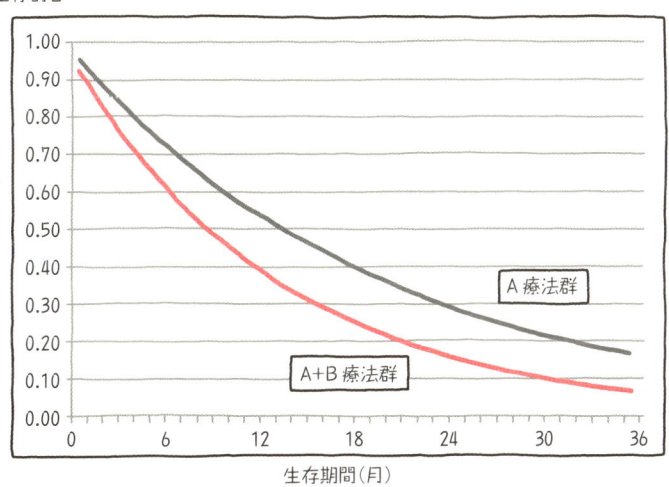

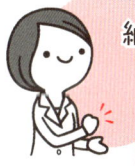

（グラフ：縦軸 累積生存割合 0.00〜1.00、横軸 生存期間(月) 0〜36。A療法群とA+B療法群の2本の生存曲線。A+B療法群の方が下に位置する）

生存期間(月)

納得！

A+B療法群のハザードがA療法群のハザードより大きい場合，ハザード比は1より大きくなる．
→ A療法がA+B療法より有効と考えられる．

Chapter 4 Cox 回帰

比例ハザード性の仮定

　生存時間解析で Cox 回帰を使うためには，観察期間を通じて，ハザード比が一定であるという前提を満たす必要がある．これを比例ハザード性の仮定という．比例ハザード性を前提とすることから，Cox 回帰モデルは**比例ハザードモデル（proportional hazard model）** と呼ばれる．

　たとえば，ハザード自体は 2 か月目と 6 か月目で異なっていてもよいが，A+B 療法群と A 療法群のハザードの比は 2 か月目でも 6 か月目でも変わらないということである（**図 2**）．もし，試験開始から 2 か月目の A 療法群に対する A+B 療法群のハザード比が 0.5 で，6 か月後のハザード比が 0.9 であると，ハザード比は一定ではなく，Cox 回帰モデルを使うことは適切でない（**図 3**）．

　Cox 回帰モデルを用いる場合には，比例ハザード性が成り立っているかを検証する必要がある．比例ハザード性を満たしているかを検証するためには 2 重対数プロットなどの方法がある．詳細は教科書等を参照されたい．

図 1

比例ハザード性

- Cox 回帰では，観察期間を通じて，ハザード比が一定であることが前提（→比例ハザード性の仮定）
- 時間の経過によってハザードの大きさは変わっても，2 群のハザードの比は変わらないということ
- 比例ハザード性が成り立っているかどうかは 2 重対数プロットなどで確認する

図2

比例ハザード性が成り立つ場合

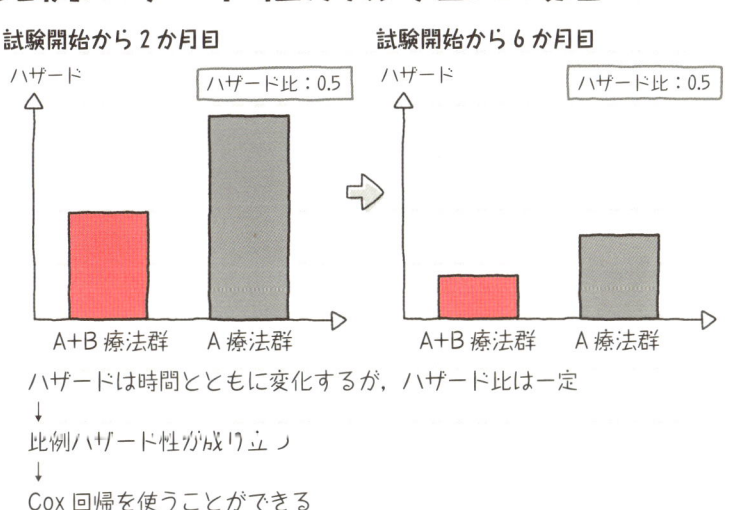

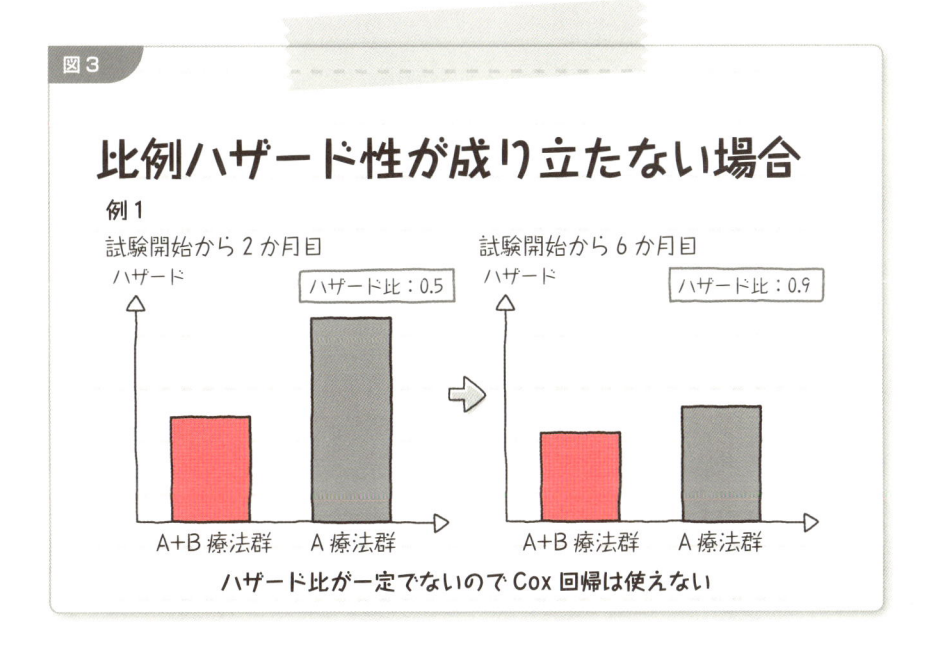

試験開始から2か月目　　　　試験開始から6か月目

ハザード　　ハザード比：0.5　　ハザード　　ハザード比：0.5

A+B療法群　A療法群　　　　A+B療法群　A療法群

ハザードは時間とともに変化するが，ハザード比は一定
↓
比例ハザード性が成り立つ
↓
Cox回帰を使うことができる

図3

比例ハザード性が成り立たない場合

例1

試験開始から2か月目　　　　試験開始から6か月目

ハザード　　ハザード比：0.5　　ハザード　　ハザード比：0.9

A+B療法群　A療法群　　　　A+B療法群　A療法群

ハザード比が一定でないのでCox回帰は使えない

Chapter 4 Cox 回帰

ハザード比と累積生存割合の関係

　A+B 療法と A 療法の効果について背景因子やベースラインの疾患特性で調整した Cox 回帰の結果は，以下のように示されている．ここまでに説明したように，生存に影響を与える可能性のある因子を調整したうえで A 療法に対する A+B 療法のハザード比を推定している．

　患者背景因子およびベースラインの疾患特性で調整した Cox 回帰を行った結果，A 療法に対する A+B 療法のハザード比は 0.61（95％信頼区間：0.48-0.79, $p<0.01$）であった．

　この試験の結果は，A 療法のハザードに比べて A+B 療法のハザードが 0.61 倍だったことを意味している．背景因子による影響を考慮したうえで，A+B 療法は，A 療法に比べて生存における優れた治療効果があるといえるだろう．
　ハザードと累積生存割合には密接な関連があるが，ハザードという概念はあまりなじみがないため，ハザード比といっても直感的に理解しにくいかもしれない．そこで，ハザード比と累積生存割合の関係について仮想例を示す．

　図 1 上段は，ハザード比 0.9 の A+B 療法群と A 療法群の生存曲線の例である．なお，この例では，ハザードは時間の変化によらず一定としている．36 か月目の累積生存割合は A+B 療法群では 20％，A 療法群では 17％ である．つまり，それぞれの群の 36 か月目時点での累積死亡割合は 100％ − 20％ ＝ 80％ と 100％ − 17％ ＝ 83％ である．次に，A 療法群の生存曲線を固定したうえでハザード比をどんどん小さくしていく．

　図 1 下段はハザード比が 0.7 の場合の 2 群の累積生存割合である．A+B 療法群の 36 か月目の累積生存割合は 28％ となる．さらに，ハザード比が 0.5,

図1

ハザード比 =0.9

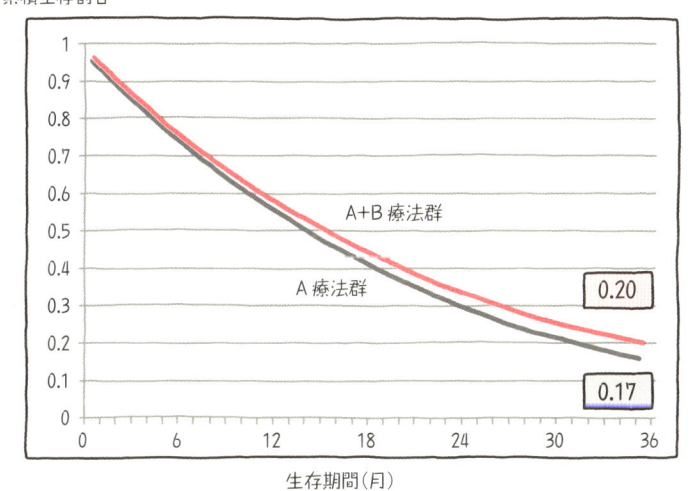

累積生存割合

A+B 療法群 — 0.20
A 療法群 — 0.17

生存期間（月）

ハザード比 =0.7

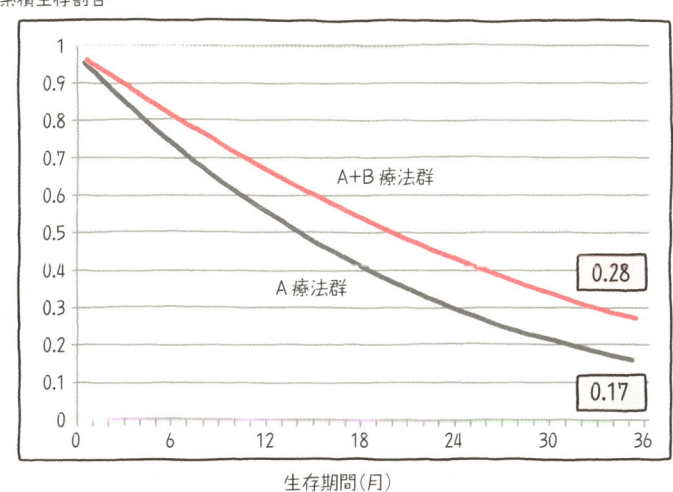

累積生存割合

A+B 療法群 — 0.28
A 療法群 — 0.17

生存期間（月）

2. 生存時間データをどう解析するか？

図2

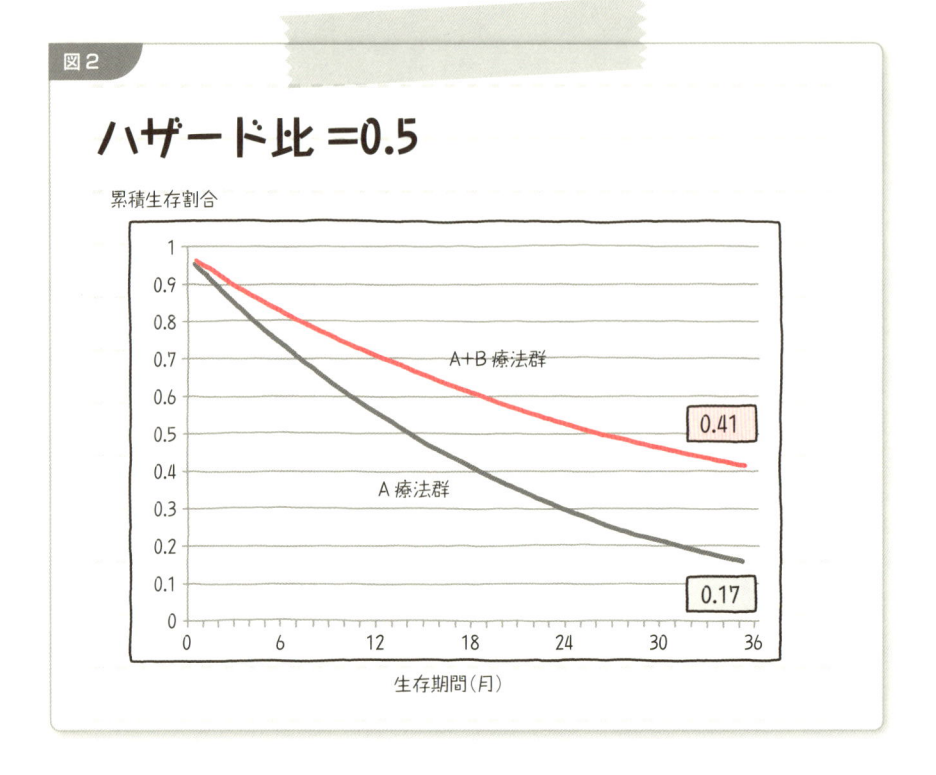

ハザード比 =0.5

累積生存割合／生存期間（月）

A+B療法群: 0.41
A療法群: 0.17

0.3，0.1 の場合を示す（**図2，3**）．

図3

ハザード比 =0.3

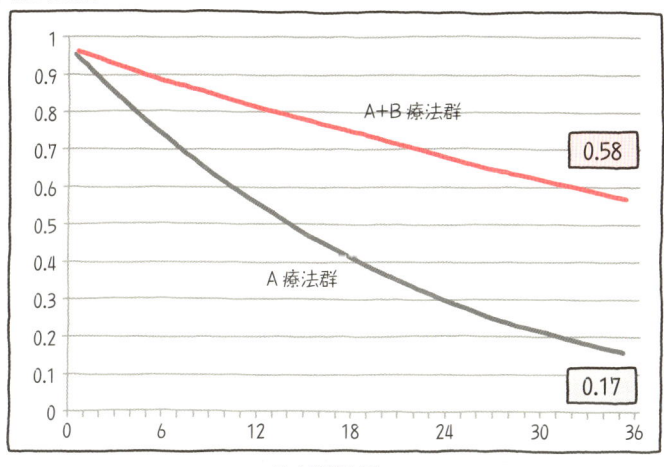

累積生存割合

- A+B 療法群 … 0.58
- A 療法群 … 0.17

生存期間（月）

ハザード比 =0.1

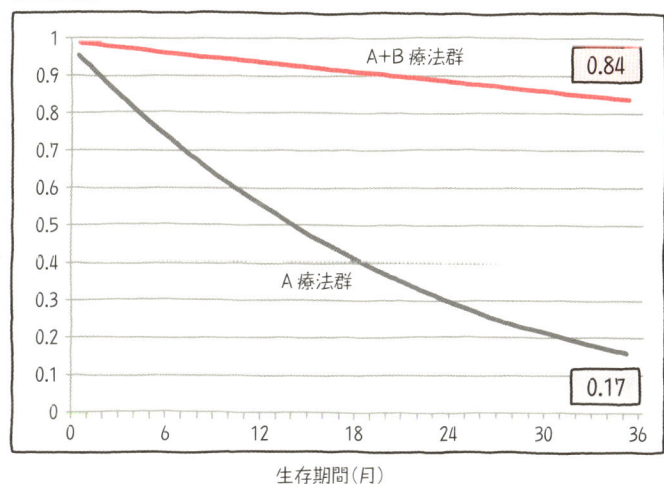

累積生存割合

- A+B 療法群 … 0.84
- A 療法群 … 0.17

生存期間（月）

表1

ハザード比と累積死亡割合の比

ハザード比	A+B 療法群 (36か月目時点)		A 療法群 (36か月目時点)		累積死亡割合の比
	累積生存割合	累積死亡割合	累積生存割合	累積死亡割合	
0.9	0.20	0.80	0.17	0.83	0.96
0.7	0.28	0.72	0.17	0.83	0.87
0.5	0.41	0.59	0.17	0.83	0.71
0.3	0.58	0.42	0.17	0.83	0.51
0.1	0.84	0.16	0.17	0.83	0.19

　それぞれのハザード比と，対応する36か月目の累積死亡割合の比をまとめたのが表1である．ハザード比と累積死亡割合の比が一致しないことがわかる．ハザード比が0.5だとしても，累積死亡割合は半分にはならないのである．たとえば，今回の仮想例の設定だと，ハザード比が0.5のとき，累積死亡割合の比は0.71である．A+B療法 vs A療法の臨床試験の結果では，A療法に対するA+B療法のハザード比が0.61だったが，A+B療法によって累積死亡割合が0.61倍になるとはいえないのである．

　ハザードと累積死亡割合（累積生存割合）の関係については，ハザード自体の大きさや，時間の経過による変動があるかどうかによって異なる．もしハザードが小さく，かつ時間を通じて一定であれば，ハザード比と累積死亡割合の比はそれほど大きく変わらない．図4は，ハザードが小さく，かつ時間を通じて一定である場合だが，累積死亡割合の比をとると0.52となり，ハザード比の0.5と近い値となる．一方，ハザードが大きいと，ハザード比と累積死亡割合の比は近似しない．図5は，ハザード比と累積死亡割合の比は0.71となり，ハザード比の0.5とは大きく異なる．臨床試験の結果をみるときには，ハザード比だけで判断するのではなく，Kaplan-Meier法によるプロットや，累積生存割合などと合わせて解釈することが重要である．

図4

ハザードが小さい（ハザード比 =0.5）

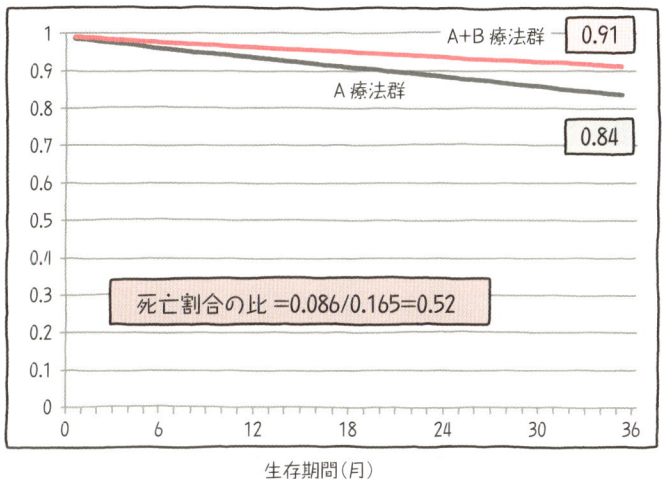

累積生存割合

A+B療法群 0.91
A療法群 0.84

死亡割合の比 =0.086/0.165=0.52

生存期間（月）

図5

ハザードが大きい（ハザード比 =0.5）

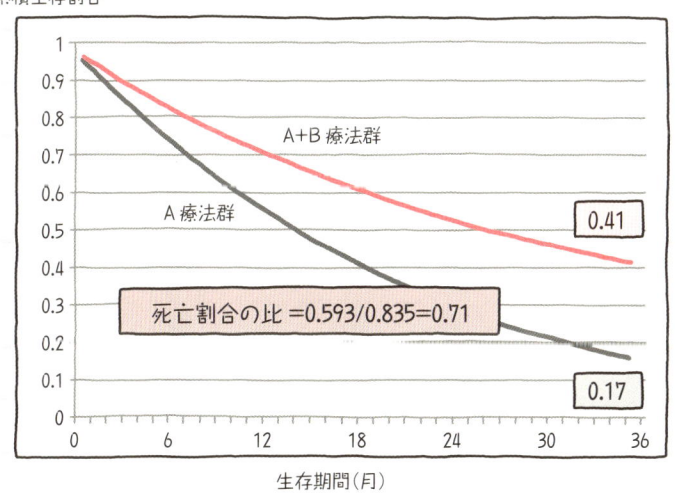

累積生存割合

A+B療法群 0.41
A療法群 0.17

死亡割合の比 =0.593/0.835=0.71

生存期間（月）

Chapter 5 生存時間解析 まとめ

生存時間解析 まとめ

　第2章では,生存時間をエンドポイントとした臨床試験において注意すべきポイントや解析方法について説明した.

　Kaplan-Meier法は,打ち切りを考慮して生存時間と累積生存割合の関係をプロットする.log-rank検定では,2群の生存曲線を比較する.Cox回帰では治療法や背景因子が生存時間に与える影響をハザード比で評価することができる.これら3つの手法が,生存時間解析の骨幹といえる.

図1

生存時間解析 まとめ

- **Kaplan-Meier法**
  打ち切りを考慮して生存時間と累積生存割合をプロット

- **log-rank検定**
  2群の生存曲線を比較

- **Cox回帰**
  治療法や背景因子などが生存時間に与える影響をハザード比で評価

column

〈色々な「生存時間」〉

エンドポイントは，患者のベネフィット（利益）に直接的，もしくは間接的に結びついたものである．がん臨床試験では，より長く生きられること（延命効果），よりよく生きられること（QOLの向上）が主な患者のベネフィットとなるだろう．そこで，抗がん剤の第Ⅲ相試験では，生存期間をプライマリ・エンドポイントとして設定し，治療効果の評価が行われる（QOLは副次的なエンドポイントとして測定されるのが一般的である）．「生存期間」のスタート時点（起算日）はランダム化を行った時点とするのが一般的であるが，ゴール時点，つまり何をイベントとして定義するかは試験の目的などによって異なる．ここでは，代表的な「生存期間」を説明する．

○全生存期間（overall survival；OS）

全生存期間は，起算日からあらゆる死因による死亡までの期間である．死因ががんによるものであるかどうかは考慮されない．死亡の定義であれば，担当医によって異なることはなく，死亡日も，検査や来院のタイミングによらず明確に特定できる．そのため，OSは信頼性の高いエンドポイントとされている．しかし，乳がんや大腸がんの術後補助療法のように，予後がよい患者を対象として行われる臨床試験では，適切な評価を行うために必要な症例数を確保することが難しいことや，フォローアップが長期にわたることから，OSを主要なエンドポイントとすることが難しいこともある．また，有効なセカンドライン治療が存在する場合も，OSを一次的なエンドポイントとするのが適切ではないケースといえる．臨床試験で評価した薬剤が有効でなかったとしても，その後で有効なセカンドライン治療が行われた場合，その治療による効果でOSが延長することがあるためである．すると，

治療の効果を明瞭に評価することが難しくなる．このような場合，無増悪生存期間や無再発生存期間などを主要なエンドポイント，OSを二次的なエンドポイントとして設定することもある．

○無増悪生存期間（progression-free survival；PFS）

　起算日から増悪（再発を含む）が確認された日，もしくはあらゆる原因による死亡日のうち，どちらか早いほうまでの期間が無増悪生存期間となる．増悪が確認されず死亡した患者では，起算日から死亡日までの期間，増悪と判断され，その後に死亡した患者では，起算日から増悪と判断された日までの期間が無増悪生存期間となる．おもに進行がんの臨床試験で用いられる．

　PFSにおける「あらゆる原因による死亡」を，がんを直接の原因とする死亡（原病死）のみに限定したのが無増悪期間（time to progression；TTP）である．また，PFSに治療中止も加えた治療成功期間（time to treatment failure；TTF）もある．「治療中止」は，副作用によって治療が続けられなくなった場合のほか，患者の希望や担当医の判断による薬剤の使用中止や他治療の開始など，あらゆる原因による治療中止となる．

○無再発生存期間（relapse-free survival；RFS）

　起算日から，再発と判断された日，またはあらゆる原因による死亡日のうち早いほうまでの期間が無再発生存期間である．RFSに，さらに二次がんの発生をイベントとして加えたのが無病生存期間（disease-free survival；DFS）である．RFSやDFSは，乳がんや大腸がんの術後補助療法の臨床試験などで用いられる．

　死亡と異なり，増悪や再発の判断は主治医によって変わることがある．そのため，OS以外の生存期間をエンドポイントとして設定した臨床試験を行う場合には，増悪や再発などの評価が担当医や施設によって変わらないように統一的な判断基準を試験開始

前に定めておく必要がある．固形がんでは，治療による腫瘍縮小効果を判定するための国際的なガイドラインであるRECIST (response evaluation criteria in solid tumors)が2000年に公開され，2009年には改訂版であるRECIST1.1が発表されている．RECIST(RECIST1.1)は，がん臨床試験では広く用いられている．

　増悪や再発の判断は画像診断や臨床的な診断に基づくため，来院や検査を行うタイミングによっても変わりうる．来院や検査の間隔が空くと，増悪と判断される時点もそれだけ遅くなる．すると，間隔が密な場合と比べて無増悪期間が長くなるのである．そのため，検査間隔についても試験実施前に定めておく必要がある．

		すべての死亡	原病死	増悪	再発	二次がん	治療中止
OS	全生存期間	○					
PFS	無増悪生存期間	○		○	○		
TTP	無増悪期間		○	○	○		
TTF	治療成功期間	○		○			○
RFS	無再発生存期間	○			○		
DFS	無病生存期間	○			○	○	

MEMO

あとがき

　最後まで読んでくださった読者の皆さん，臨床試験のデザインと解析についての理解を深めていただけたでしょうか．

　第1章では，臨床試験の計画と解析に必要な考え方と，さまざまな場面で生じるバイアスや交絡などの注意点，第2章では，生存時間を評価する臨床試験に固有の考え方や解析方法について解説しました．全体的なイメージをつかんでほしいという思いから，統計学的な理論や専門的すぎる知識を説明することはできるだけ避けたつもりです．そのため，説明を簡略化したり省略した部分もあります．実務的なトピックや，統計学的な理論についてさらに詳しいことを知りたい場合は，以下の文献などの専門書を参考にしていただければと思います．

「臨床試験の進め方」（大橋靖雄ら編．南江堂）
「医薬開発のための臨床試験の計画と解析」（上坂浩之著．朝倉書店）
「米国SWOGに学ぶ がん臨床試験の実践」（Stephanie Greenら著．医学書院）
「生存時間解析―SASによる生物統計」（大橋靖雄ら著．東京大学出版会）
「Clinical Trials；A Methodologic Perspective」（Steven Piantadosi著．Wiley Interscience）
「Fundamentals of Clinical Trials」（Lawrence M. Friedmanら著．Springer）

　臨床試験では，新しい薬剤や治療法の有効性や安全性を正確に評価するために，研究の計画，実施，解析においてさまざまな考え方が必要となります．本書がその理解のための一助となれば，筆者としてこれ以上の喜びはありません．

　最後に，本書をまとめるきっかけを頂いた中島聰總先生をはじめ，ご指導を賜りました多くの方々に，この場を借りて深く感謝申し上げます．

防衛医科大学校医学研究科公衆衛生学専攻
佐藤弘樹

本書のまとめ

臨床試験とは？　（関連：p.3〜11）

　人を対象として，疾病に対する治療の効果を評価したり，疾病の原因を解明することを目的として行われる研究が **臨床研究** である．
　臨床研究は，**観察研究** と **介入研究** という2つのタイプに分けられる．観察研究では，研究の対象となる人の健康状態や疾患の発生や経過，それに関連する生活習慣や診療内容を「あるがまま」に観察することで疾病の原因や治療効果などを評価する．それに対して，介入研究では「あるがまま」を観察するのではなく，新しい治療法などの「介入」を研究対象となる人たちに対して実施し，その結果，疾病が治癒したり症状が改善したかどうかを評価する．
　臨床現場で患者を対象として行われる介入研究のことを **臨床試験** という．臨床試験では，新しい薬剤や治療法の有効性や安全性を正確に評価するために，研究の計画や実施，得られたデータの解析においてさまざまな考え方が必要となる．

臨床試験の対象となる患者　（関連：p.12〜19）

　どのような人たちに対して（対象），どのような治療がどういった治療よりも（薬剤，医療機器，手術など），どの評価項目において（エンドポイント），どのくらいの効果（有効性や安全性）が得られるか（効果），を確かめるのが一般的な臨床試験の目的である．
　試験に参加する患者（**標本集団**）は，臨床試験で得られた結果を実際に適用しようと想定しているターゲットの集団（**母集団**）を代表していることが必要である．試験に参加する患者を選定するために **選択基準** と **除外基準** を設定して，治療効果を適切に評価できる試験に参加する適格者となる患者が選ばれるのである．

エンドポイント　（関連：p.20〜31）

　対象疾患や治療の特性にもよるが，新しい治療が「優れている」というのは，新しい治療が従来の治療に比べてよく効くこと（有効性），副作用が少ないこと（安全性），安価であること（経済性）の3つのタイプに分けられる．これらの「患者の利益（ベネフィット）」を臨床試験で評価するために用いられる観察項目・検査項目を「**エンドポイント（評価項目）**」という．エンドポイントは，試験の目的に直結する項目が設定される．

　たとえば，がん薬物療法の有効性に関しては，生存期間，奏効率，QOL改善，有害事象の発生頻度などが用いられる．試験において，最も重要で臨床的に関心のある項目が**プライマリ・エンドポイント（主要評価項目）**として設定される．通常，1つの試験につき1つである．それ以外のエンドポイントを**セカンダリ・エンドポイント（副次的評価項目）**という．

　エンドポイントは，よく効く（有効性），副作用が少ない（安全性），安価（経済性）などの「患者の利益」を直接的に反映しているか，そうでないかで2種類に分けられる．より長く生きること（生存期間の延長），症状の改善など，患者の利益を直接的に反映している**真のエンドポイント**を測定することが望ましいが，試験期間や技術的な問題から，どの試験でも客観的に信頼性も高い真のエンドポイントを設定できるわけではない．そこで，真のエンドポイントを反映しつつ，測定がより簡便で早くわかる，検査費用が安くすむなどの利点のある**代替エンドポイント**が用いられることもある．たとえば，がん薬物療法の分野では，真のエンドポイントとして全生存期間，その代替エンドポイントとして無増悪生存期間・無再発生存期間，奏効率などが用いられる．

　誰がどの施設で測定しても評価が変わらないような，死亡などを**ハードなエンドポイント**，痛みの程度やQOLなど，医師や患者の主観や判断に大きく依存するようなエンドポイントを**ソフトなエンドポイント**という．

治療効果を正確に評価するために　（関連：p.32〜67）

　臨床試験では，対象となる患者は年齢，性別，既往歴，生活習慣などの面で多種多様であり，このようなさまざまな要因が治療効果に影響しうる．そのため，臨床試験では誤差が含まれることが避けられない．

　誤差は大きく2種類に分けられる．特別な理由もなく偶然に生じてしまうバラツキである**偶然誤差**，何らかの要因によって，本当に測りたいものが正確に測れず，

データが特定の方向に偏ってしまう**系統誤差**である．また，治療法の選択と関連し，かつ治療の結果（**アウトカム**）にも影響を与える因子によって，治療とアウトカムの関係を正しく評価できなくなる**交絡**にも注意が必要である．

臨床試験では，計画段階において，これらの誤差や交絡への対策が必要となる．そのうち代表的なのが，患者に対して従来の治療と新しい治療のどちらを行うかをランダムに決定する**ランダム化**である．ランダム化を行うことで，従来の治療と新しい治療の効果を適切に比較できる．ランダム化には，**単純ランダム化**，**層別ランダム化**，**ブロックランダム化**，**動的割り付け**などの方法がある．

患者や医師が，治療内容（従来治療か新治療か）を知っていることによって結果（治療効果）に影響を与えてしまう恐れがある場合には，患者や医師に治療内容を明らかにしない**盲検化**が行われることもある．薬を服用する，治療を受けるということ自体で症状が改善する**プラセボ効果**を考慮するために，対照群に割り付けられた患者に対して薬理作用のないプラセボを投与することもある．

検定とは？ （関連：p.68〜87）

上述したとおり，人を対象とした臨床試験では，環境が統制された実験室で実施される基礎実験とは異なり，さまざまな誤差（バラツキ）が生じることが避けられない．このようにバラツキが存在する状況で治療の有効性や安全性を評価するために**検定**という統計学的手法が用いられる．

たとえば「新しい治療がこれまでの治療よりも有効性が高い」「定期的な運動習慣が大腸がんの発生を抑制する」などの仮説を立てて，その仮説が正しいかどうかを実際に集めてきたデータで検証するのである．しかし，仮説が「正しい」ということを直接的に示すことは難しい．一方，仮説に反する事象があれば仮説が「正しいとはいえない」とすることはできる．そこで検定では，**帰無仮説**という仮説を設定し，実際に集めたデータがそれに矛盾するかどうかを調べる．もし矛盾する場合には帰無仮説は正しいとはいえず，否定される（**棄却**）．

帰無仮説を棄却することで結果的に成立する仮説を**対立仮説**という．「A+B療法とA療法の奏効率には差がない」という帰無仮説を検定して，もし棄却されると「A+B療法とA療法の奏効率は異なる」という対立仮説が採用される．なお，帰無仮説が棄却されない場合でも，帰無仮説が正しいと解釈することはできない．

帰無仮説がデータと矛盾しているかどうかを判断するために用いられるのが**p値**である．p値とは，もし帰無仮説が正しいと仮定した場合に実際にそのデータが得られる確率を表しており，実際に集めたデータに対して統計的に計算される．p値が，

あらかじめ設定した閾値以下であれば帰無仮説が実際のデータと矛盾していると考えて棄却する．この閾値のことを**有意水準**という．

臨床試験で得られた結果にどのくらいの精度があるのかを表すのが**(95%)信頼区間**である．信頼区間が狭いほど精度が高い．奏効率や生存率などの臨床試験の結果を示す際には95%信頼区間も合わせて示される．

検定では，いつも正しい結果が出るわけではない．本当は有効ではない治療を，誤って有効であると判定してしまうような誤り（**αエラー**）と，有効な治療を誤って無効だと判定してしまう，つまり見逃してしまう誤り（**βエラー**）の2種類の誤りがある．

臨床研究の論文では，さまざまな検定方法が出てきて混乱するかもしれないが，どの検定方法も基本的には，実際に得られたデータのp値を計算し，そのp値を基に，設定した帰無仮説とデータが矛盾するかどうかを調べているのである．

症例数設計 （関連：p.84〜85）

臨床試験をはじめとする介入研究では，効果があるかまだわからない治療を患者に対して実施し，その効果を検証するため，対象となる患者は治療効果を確実に評価できる最小限の人数でなくてはならない．そのため臨床試験では，どれだけの患者数がいれば治療の有効性の検証などの目的を達成できるかを見積もる**症例数（サンプルサイズ）設計**が必須である．症例数設計は，プライマリ・エンドポイントにおける，両群の治療効果を見積もり，検定の基準としてαエラーとβエラーを設定することで行うことができる．

治療法以外の影響を考える （関連：p.88〜97）

ランダム化比較試験では，A+B療法，A療法のうち，どちらの治療を行うかを患者背景や担当医の判断によらずランダムに決定するため，A+B療法群とA療法群では，治療法以外の条件は均質であることが期待される．

しかし，実際にランダム化を行うと，治療の効果に影響を与える因子が偶然にどちらかの群に偏ってしまうことがある．そこで，そのような因子（たとえばがんの進行度や年齢など）に従って患者をグループ（層）に分けて，それぞれの層でA+B療法とA療法の効果を比較し，それをすべての層に関してまとめることで偏りを調整する**層別解析**や，数学的モデルを仮定して複数の因子の影響を考慮する**回帰分析**が用いられることもある．

生存期間を評価する臨床試験　（関連：p.101〜121）

　疾患が治癒することや症状が改善することはもとより，新しい治療を行うことによって現在の標準治療に比べて，より長く生きられるかどうかを知りたい，つまり生存期間に関心がある場面は多い．

　しかし，生存時間のデータには，奏効率や血圧の変化量，症状の改善の有無などのデータとは異なる特性があり，一般的な解析方法をそのまま適用することができない．生存期間は，ランダム化比較試験において症例登録を行って治療法の割り付けを行った時点をスタート時点（起算日）にするのが通例であるが，「いつまで」という終わりの時点を決めるのが難しい．

　たとえば全生存期間をエンドポイントとして考える場合，起算日から死亡日までの期間が全生存期間となるが，臨床試験を行っている期間中にすべての患者が死亡するとは限らず，試験終了時点で生存している患者がいるだろう．また，試験期間中に同意撤回や転居によって，最終来院日以降の状態が不明な患者もいるだろう．

　このように，最後に生存を確認した日はわかるものの，それ以降どうなったかが不明であるため，正確な生存期間がわからないケースを打ち切りという．打ち切りのある生存時間データを適切に解析するために，Kaplan-Meier法，log-rank検定，Cox回帰モデルなどの統計的手法が用いられる．

生存期間を解析するための統計的手法　（関連：p.122〜171）

　打ち切りを考慮して，臨床試験に参加した患者全体の生存期間と累積生存割合との関係を図示する方法がKaplan-Meier法である．Kaplan-Meier法を用いて描いたプロットでは，打ち切りを考慮したうえで各時点における累積生存割合を示すことができ，生存状況を視覚的に把握することができる．ある時点での生存率（例：5年生存率）や生存期間中央値は，このKaplan-Meierプロットから求めることができる．

　A+B療法群とA療法群のように，2つのグループの生存期間の比較にはlog-rank検定が用いられる．log-rank検定では，ある特定の時点における生存率（たとえば5年生存率）同士を比較するのではなく，両群の生存状況全体を比較することで，両群の生存状況に差があるかを検定できる．

　性別や年齢，病期など，治療法以外の背景因子が生存期間に与える影響を考慮するために，回帰モデルの一種であるCox回帰モデル（比例ハザードモデル）が用いられる．Cox回帰モデルでは，ハザード比という指標を用いて治療効果や背景因子の相対的な効果を推定する．なお，Cox回帰モデルを適用する場合には，観察期間を通じてハザード比が一定であること（比例ハザード性）が必要である．解析を行うデータにおいて比例ハザード性が成り立っていることを確認しなくてはならない．

臨床家と統計家が2人で書いた
生存時間解析がこれでわかる！
臨床統計まるごと図解

2013年7月1日　初版第1刷発行 ©
2013年9月20日　　第2刷発行　　　〔検印省略〕

著―――― 佐藤弘樹
　　　　　市川　度

発行者――― 平田　直

発行所――― 株式会社 中山書店
　　　　　〒113-8666　東京都文京区白山1-25-14
　　　　　TEL 03-3813-1100(代表)　振替 00130-5-196565
　　　　　http://www.nakayamashoten.co.jp/

本文デザイン― ビーコム
本文イラスト― トツカケイスケ
装丁――――― ビーコム
印刷・製本― 三報社印刷株式会社

Published by Nakayama Shoten Co., Ltd.　　Printed in Japan
ISBN 978-4-521-73715-7
落丁・乱丁の場合はお取り替え致します

本書の複製権・上映権・譲渡権・公衆送信権(送信可能化権を含む)
は株式会社中山書店が保有します.

JCOPY 〈(社)出版者著作権管理機構　委託出版物〉
本書の無断複写は著作権法上での例外を除き禁じられています.
複写される場合は，そのつど事前に，(社)出版者著作権管理機構
(電話 03-3513-6969, FAX 03-3513-6979, info@jcopy.or.jp)の許諾を
得てください.

本書をスキャン・デジタルデータ化するなどの複製を無許諾で行う行為は，著
作権法上での限られた例外(「私的使用のための複製」など)を除き著作権法
違反となります．なお，大学・病院・企業などにおいて，内部的に業務上使用
する目的で上記の行為を行うことは，私的使用には該当せず違法です．また私
的使用のためであっても，代行業者等の第三者に依頼して使用する本人以外の
者が上記の行為を行うことは違法です．

指導医には秘密にしておきたい小さな知恵袋！

レジデントのための呼吸器内科ポケットブック

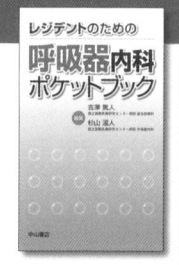

編集●吉澤篤人（国立国際医療研究センター病院 総合診療科）
杉山温人（国立国際医療研究センター病院 呼吸器内科）

新書判／並製／352頁
定価（本体4,500円＋税）
ISBN978-4-521-73456-9

CONTENTS

第1章 救急／当直
かぜ症候群，急性呼吸不全，胸痛の初期診療における鉄則，喘息発作など

第2章 検査
感染症を疑ったときの痰検査，血痰，喀血，肺癌を疑ったときの検査手順，腫瘍マーカーなど

第3章 画像診断
胸部X線，CT，PET，超音波検査

第4章 診断
身体診断，問診のポイント，慢性咳嗽，肺血栓塞栓症など

第5章 治療
市中肺炎，院内肺炎，誤嚥性肺炎の治療，インフルエンザの治療，肺癌と悪性胸膜中皮腫の初回治療など

第6章 チーム医療
緩和ケア，呼吸不全患者の栄養療法の考え方，院内感染防止策，術後肺合併症の術前評価と対応など

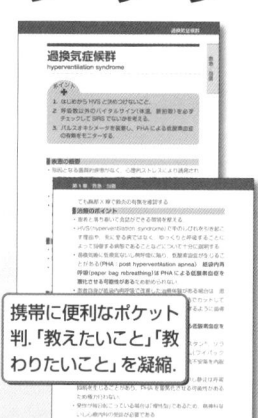

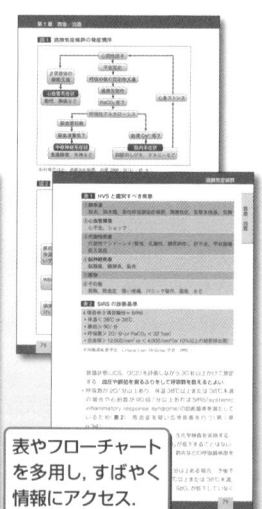

携帯に便利なポケット判．「教えたいこと」「教わりたいこと」を凝縮．

表やフローチャートを多用し，すばやく情報にアクセス．

あなたの知識はマイナスだらけ！？統計がとても身近になる！

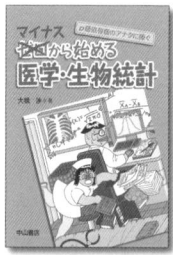

マイナスから始める医学・生物統計

著●大橋 渉

"統計"と聞いただけで身構えてしまう人たちのために医学・生物統計の意味とおもしろさを，日常的な例とたとえで分かりやすく解説．読み終わったときにはあなたの統計学が記念すべき一歩をしるす！

A5判／並製／160頁／定価（本体3,200円＋税）　ISBN978-4-521-73479-8

中山書店　〒113-8666　東京都文京区白山1-25-14　TEL 03-3813-1100　FAX 03-3816-1015
http://www.nakayamashoten.co.jp/

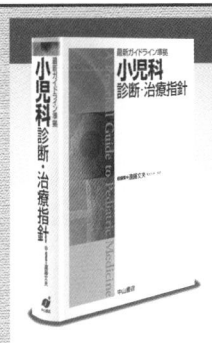

小児科診療のスタンダードブック，登場！
最新ガイドライン準拠
小児科 診断・治療指針

総編集●遠藤文夫（熊本大学教授）

B5判／並製／1152頁／定価（本体25,500円＋税）
ISBN978-4-521-73536-8

Point
1. オールカラーで見やすいレイアウト
2. 豊富な写真，イラスト，フローチャートで読み込まなくても理解できるヴィジュアルな構成
3. 本文は簡潔な箇条書き．読みやすく，わかりやすい
4. 診療TIPSをちりばめたコラム欄（Advice, Support Message）も充実

小児科診療のすべてを一冊に──外来診療の場に常備

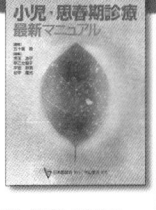

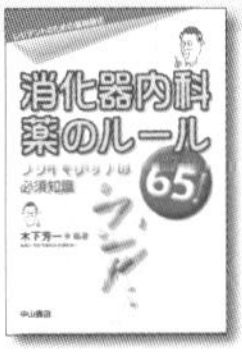

日本医師会生涯教育シリーズ82
小児・思春期診療 最新マニュアル

監修●五十嵐隆（国立成育医療研究センター理事長）
編集●児玉浩子（帝京平成大学）　早乙女智子（神奈川県立汐見台病院）
平岩幹男（Rabbit Developmental Research）　松平隆光（松平小児科）

B5判／並製／384頁
定価（本体5,500円＋税）
ISBN978-4-521-73492-7

特色
- 小児の視診のポイントを，症状ごとに口絵（カラー写真165点）で紹介
- 疾患の概要・診断・治療が要領よくまとめられ，小児科以外の医師にとっても利用しやすい構成
- 随所にコラム「専門医に紹介するタイミング」が設けられ，プライマリーケア医の役割を具体的に指南

レジデントのための薬物療法
一番最初におぼえる"薬の常識"が満載!!
消化器内科 薬のルール65!
プライマリ・ケアの必須知識

編著●木下芳一（島根大学医学部内科学講座第二教授）

A5判／並製／152頁／定価（本体3,000円＋税）　ISBN978-4-521-73391-3

抗菌力 体内動態 安全性 3つの柱で抗菌薬を使いこなせ!!
抗菌薬はこう使え!
ガイドラインに沿ったコツのコツ

著●前﨑繁文（埼玉医科大学感染症科・感染制御科）

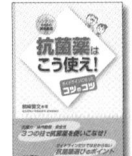

A5判／並製／152頁／定価（本体3,000円＋税）　ISBN978-4-521-73235-0

中山書店　〒113-8666　東京都文京区白山1-25-14　TEL 03-3813-1100　FAX 03-3816-1015
http://www.nakayamashoten.co.jp/

「How To Report Statistics in Medicine」待望の完全邦訳！

わかりやすい医学統計の報告
医学論文作成のためのガイドライン

第2版

監訳━━大橋靖雄 東京大学大学院医学系研究科生物統計学分野教授
　　　　林　健一 アラメディック株式会社／東京大学大学院医学系研究科非常勤講師
著　━━Thomas A. Lang／Michelle Secic

How To Report Statistics in Medicine

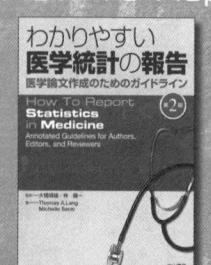

医学論文の統計に関する報告や解釈をする際のガイドラインとして定評のある「How To Report Statistics in Medicine」(第2版)の完全邦訳. 統計について解説した書籍は多数あるが,「科学的な公表をする際に,統計に関する情報をどのように示すか」について詳しく解説した書籍はほとんどない. 論文執筆者や編集者,査読者まで,論文に関わるすべての人に活用されるべき,待望の書がついに発行！

B5判／並製 456頁／定価8,190円(本体7,800円＋税)
ISBN978-4-521-73366-1

Contents

第1部　医学領域の統計の報告に関するガイドライン
- 第1章　データを要約する 数値と記述統計量の報告
- 第2章　イベントの確率を比較する リスクの尺度の報告
- 第3章　標本から母集団に一般化する 推定値と信頼区間の報告
- 第4章　P値とともにグループを比較する 仮説検定の報告
- 第5章　複数のP値を調整する 多重検定の問題
- 第6章　関係を調べる 関連と相関の解析の報告
- 第7章　1つ以上の変数から値を予測する 回帰分析の報告
- 第8章　複数の変数を用いてグループを解析する 分散分析(ANOVA)の報告
- 第9章　イベント発生までの時間をエンドポイントとして評価する 生存時間解析の報告
- 第10章　疾患の有無を決定する 診断検査の性能特性の報告
- 第11章　「事前確率」を考慮する ベイズ流統計解析の報告
- 第12章　集団内の疾病と障害の傾向を記述する 疫学指標の報告

第2部　研究デザインと研究活動の報告に関するガイドライン
- 第13章　実験的研究で介入の効果を評価する ランダム化比較試験の報告
- 第14章　曝露からアウトカムまで前向きに観察する コホート研究または縦断的研究の報告
- 第15章　アウトカムから曝露まで後ろ向きに観察する ケースコントロール研究の報告
- 第16章　曝露とアウトカムを同時に観察する 調査や横断研究の報告

第3部　研究の統合手法の報告に関するガイドライン
- 第17章　関連する研究の結果を合成する 系統的レビューとメタアナリシスの報告
- 第18章　治療の費用と結果を秤にかける 経済的評価の報告
- 第19章　治療の選択肢を伝える 決定分析と診療ガイドラインの報告

第4部　図表を用いたデータと統計量の提示に関するガイドライン
- 第20章　表を用いてデータと統計量を示す 表による値,グループおよび比較の報告
- 第21章　視覚的にデータと統計量を示す 図による値,グループおよび比較の報告

第5部　統計用語と統計手法のガイド

第6部　付録
1. 文中に数値を記載する際の規定
2. 数学記号の表記法
3. 統計学の用語と仮説検定のスペル
4. 報告方法に関する他のガイドラインへのリンク
5. 生物医学研究で生じる誤差,交絡およびバイアスの原因

中山書店　〒113-8666 東京都文京区白山1-25-14　TEL 03-3813-1100　FAX 03-3816-1015
http://www.nakayamashoten.co.jp/